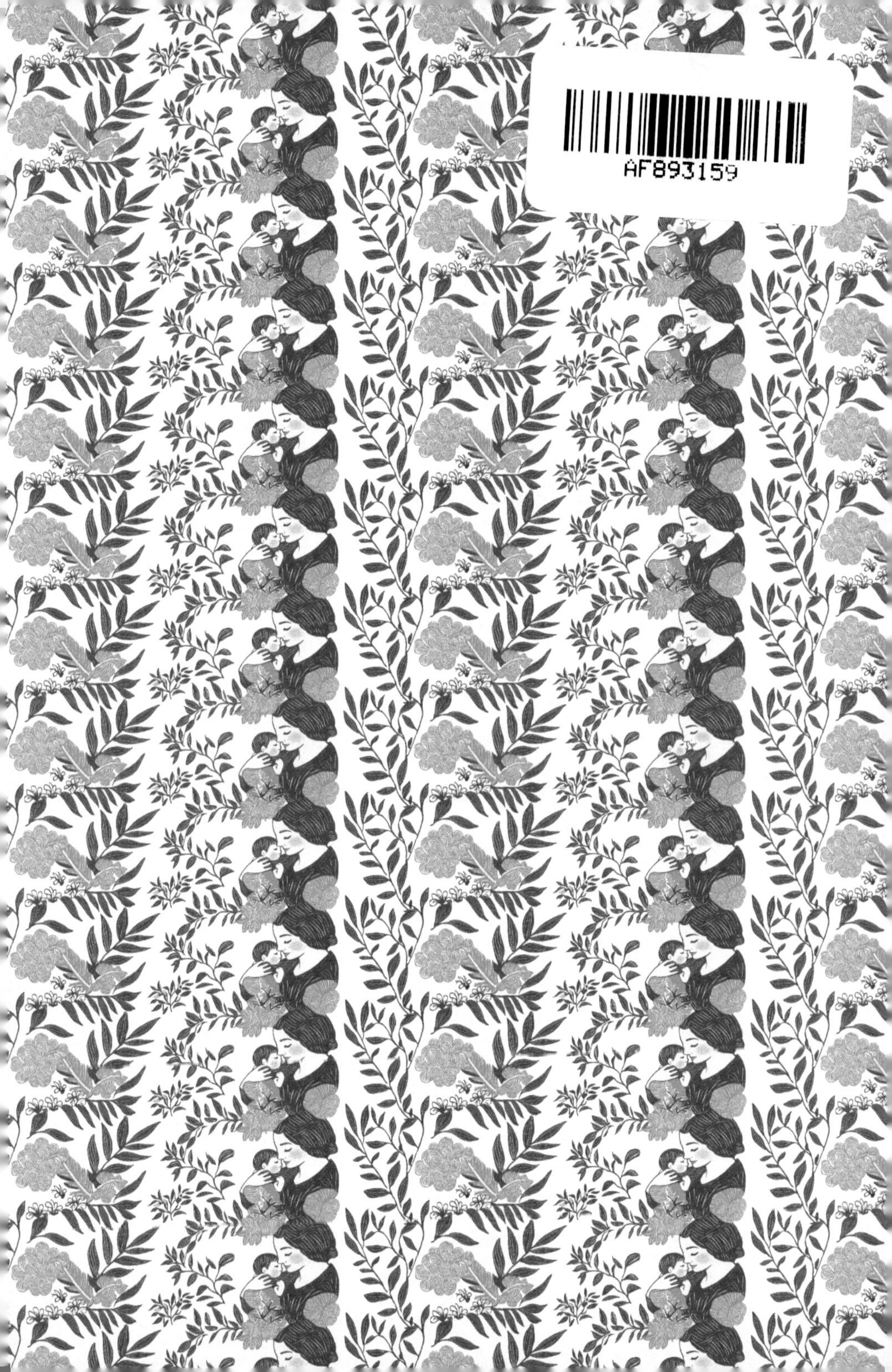

# Inhaltsverzeichnis

Artemis Saage

# Eltern werden 40+: Der praktische Ratgeber für späte Mutterschaft

## Von Kinderwunsch bis Familienalltag - Medizinische Begleitung, Schwangerschaft und erfülltes Leben als Spätgebärende

131 Quellen
11 Fotos / Grafiken
18 Illustrationen

## Impressum

Saage Media GmbH
c/o SpinLab – The HHL Accelerator
Spinnereistraße 7
04179 Leipzig, Germany
E-Mail: contact@SaageMedia.com
Web: SaageMedia.com
Commercial Register: Local Court Leipzig, HRB 42755 (Handelsregister: Amtsgericht Leipzig, HRB 42755)
Managing Director: Rico Saage (Geschäftsführer)
VAT ID Number: DE369527893 (USt-IdNr.)

Publisher: Saage Media GmbH
Veröffentlichung: 01.2025
Umschlagsgestaltung: Saage Media GmbH
ISBN-Softcover: 978-3-384-47682-1
ISBN-Ebook: 978-3-384-47683-8

**Rechtliches / Hinweise**


Die in diesem Buch aufgeführten externen Links und Quellenverweise wurden zum Zeitpunkt der Buchveröffentlichung geprüft. Auf die aktuellen und zukünftigen Gestaltungen und Inhalte der verlinkten Seiten hat der Autor keinen Einfluss. Für illegale, fehlerhafte oder unvollständige Inhalte sowie für Schäden, die durch die Nutzung oder Nichtnutzung der Informationen entstehen, haftet allein der Anbieter der verlinkten Website, nicht derjenige, der über Links auf die jeweilige Veröffentlichung verweist. Alle verwendeten externen Quellen sind im Literaturverzeichnis aufgeführt. Trotz sorgfältiger inhaltlicher Kontrolle übernehmen wir keine Haftung für die Inhalte externer Quellen. Für den Inhalt der zitierten Quellen sind ausschließlich deren Betreiber verantwortlich. Bilder und Quellen Dritter sind als solche gekennzeichnet. Die Vervielfältigung, Bearbeitung, Verbreitung und jede Art der Verwertung außerhalb der Grenzen des Urheberrechtes bedürfen der schriftlichen Zustimmung des jeweiligen Autors bzw. Erstellers.
Die in diesem Buch enthaltenen Quellenverweise und Zitate wurden sorgfältig recherchiert und sinngemäß wiedergegeben. Die Interpretation und Darstellung der zitierten Inhalte spiegelt die Auffassung des Autors wider und muss nicht zwangsläufig mit der Intention oder Meinung der ursprünglichen Autoren übereinstimmen. Bei sinngemäßen Zitaten wurden die Kernaussagen der Originalquellen nach bestem Wissen und Gewissen in den Kontext dieses Werkes eingebettet, können jedoch durch die Übertragung und Vereinfachung von den ursprünglichen Formulierungen und Bedeutungsnuancen abweichen. Alle verwendeten Quellen sind im Literaturverzeichnis vollständig aufgeführt und können dort im Original nachgelesen werden. Die Verantwortung für die Interpretation und kontextuelle Einbettung der zitierten Inhalte liegt beim Autor dieses Buches. Bei wissenschaftlichen Fragestellungen und Detailinformationen wird empfohlen, die Originalquellen zu konsultieren. Der Autor hat sich bemüht, komplexe wissenschaftliche Sachverhalte allgemeinverständlich darzustellen. Dabei können Vereinfachungen und Verallgemeinerungen nicht ausgeschlossen werden. Für die fachliche Richtigkeit und Vollständigkeit der vereinfachten Darstellungen kann keine Gewähr übernommen werden. Die sinngemäße Wiedergabe von Zitaten und wissenschaftlichen Erkenntnissen erfolgt nach bestem Wissen und Gewissen unter Beachtung des Zitatrechts gemäß § 51 UrhG. Bei der Vereinfachung und Übertragung und ggf. Übersetzung wissenschaftlicher Inhalte in eine allgemeinverständliche Sprache können Bedeutungsnuancen und fachliche Details verloren gehen. Für akademische Zwecke und bei der Verwendung als wissenschaftliche Referenz wird ausdrücklich empfohlen, auf die Originalquellen zurückzugreifen. Die vereinfachte Darstellung dient ausschließlich der populärwissenschaftlichen Information.
Dieses Buch wurde unter Verwendung von Künstlicher Intelligenz und anderen Tools erstellt. Unter anderem wurden Tools für die Recherche und Generierung der dekorativen Illustrationen eingesetzt. Trotz Kontrolle können Fehler nicht vollständig ausgeschlossen werden. Wir möchten betonen, dass der Einsatz von KI als unterstützendes Werkzeug dient, um unseren Lesern ein qualitativ hochwertiges und inspirierendes Leseerlebnis zu bieten.

**Liebe Leserinnen, liebe Leser,**

von Herzen danke ich Ihnen, dass Sie sich für dieses Buch entschieden haben. Mit Ihrer Wahl haben Sie mir nicht nur Ihr Vertrauen geschenkt, sondern auch einen Teil Ihrer wertvollen Zeit. Das weiß ich sehr zu schätzen.
Ich wünsche Ihnen nun eine inspirierende und aufschlussreiche Lektüre. Sollten Sie Anregungen, Kritik oder Fragen haben, freue ich mich über Ihre Rückmeldung. Denn nur durch den aktiven Austausch mit Ihnen, den Lesern, können zukünftige Auflagen und Werke noch besser werden. Bleiben Sie neugierig!

**Artemis Saage**
Saage Media GmbH

- support@saagemedia.com
- Spinnereistraße 7 - c/o SpinLab – The HHL Accelerator, 04179 Leipzig, Germany

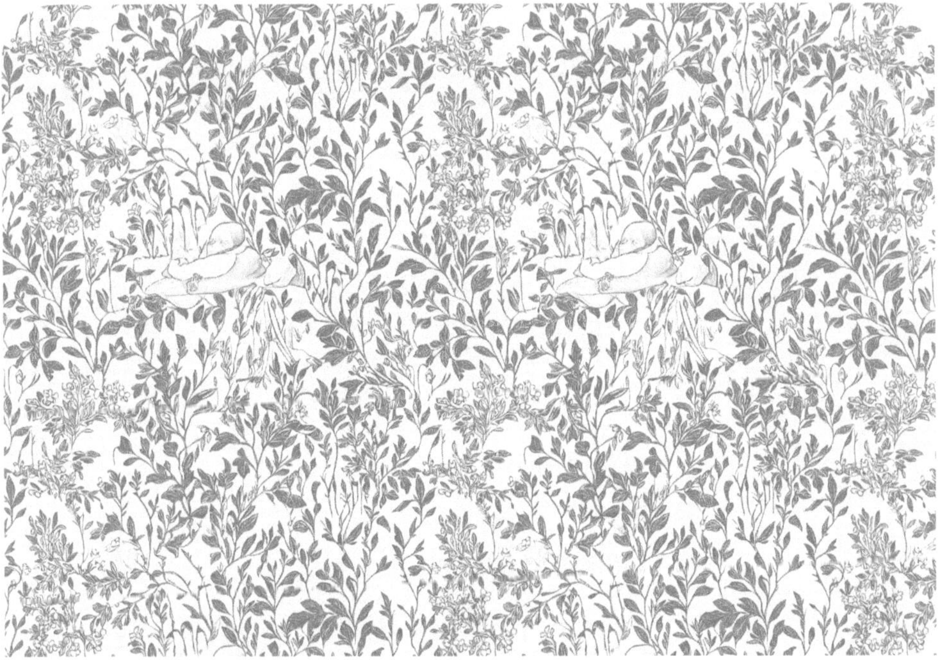

# Einleitung

Um Ihnen die bestmögliche Leseerfahrung zu bieten, möchten wir Sie mit den wichtigsten Merkmalen dieses Buches vertraut machen. Die Kapitel sind in einer logischen Reihenfolge angeordnet, sodass Sie das Buch von Anfang bis Ende durchlesen können. Gleichzeitig wurde jedes Kapitel und Unterkapitel als eigenständige Einheit konzipiert, sodass Sie auch gezielt einzelne Abschnitte lesen können, die für Sie von besonderem Interesse sind. Jedes Kapitel basiert auf sorgfältiger Recherche und ist durchgehend mit Quellenangaben versehen. Sämtliche Quellen sind direkt verlinkt, sodass Sie bei Interesse tiefer in die Thematik eintauchen können. Auch die im Text integrierten Bilder sind mit entsprechenden Quellenangaben und Links versehen. Eine vollständige Übersicht aller Quellen- und Bildnachweise finden Sie im verlinkten Anhang. Um die wichtigsten Informationen nachhaltig zu vermitteln, schließt jedes Kapitel mit einer prägnanten Zusammenfassung. Fachbegriffe sind im Text unterstrichen dargestellt und werden in einem direkt darunter platzierten, verlinkten Glossar erläutert.

Für einen schnellen Zugriff auf weiterführende Online-Inhalte können Sie die QR-Codes mit Ihrem Smartphone scannen.

**Zusätzliche Bonus-Materialien auf unserer Website**

Auf unserer Website stellen wir Ihnen folgende exklusive Materialien zur Verfügung:

- Bonusinhalte und zusätzliche Kapitel
- Eine kompakte Gesamtzusammenfassung
- Eine PDF-Datei mit allen Quellenangaben
- Weiterführende Literaturempfehlungen

Die Website befindet sich derzeit noch im Aufbau.

SaageBooks.com/de/elternschaft_40-bonus-J1PQYG

# 1. Kinderwunsch und Fruchtbarkeit nach 40

Der Kinderwunsch nach 40 wirft viele Fragen auf: Wie stark sinkt die Fruchtbarkeit tatsächlich mit zunehmendem Alter? Welche biologischen Prozesse spielen dabei eine Rolle? Und welche Möglichkeiten bietet die moderne Medizin, um den Traum vom eigenen Kind auch in fortgeschrittenem Alter zu verwirklichen? Die Familienplanung verschiebt sich in unserer Gesellschaft zunehmend nach hinten. Karriere, Partnerwahl und persönliche Entwicklung führen dazu, dass viele Menschen erst später über Nachwuchs nachdenken. Gleichzeitig tickt die biologische Uhr - bei Frauen und Männern, wenn auch unterschiedlich stark. Dieses Kapitel beleuchtet die komplexen hormonellen und biologischen Veränderungen, die mit dem Alter einhergehen. Es zeigt evidenzbasierte Strategien zur Optimierung der Fruchtbarkeit und gibt einen Überblick über aktuelle Behandlungsmöglichkeiten der Reproduktionsmedizin. Dabei wird deutlich: Ein später Kinderwunsch stellt zwar eine besondere Herausforderung dar, ist aber dank moderner Medizin keine Unmöglichkeit mehr. Die folgenden Seiten liefern fundierte Informationen für alle, die sich mit dem Thema Kinderwunsch nach 40 auseinandersetzen - sei es als direkt Betroffene oder als medizinische Fachkräfte, die Paare auf diesem Weg begleiten.

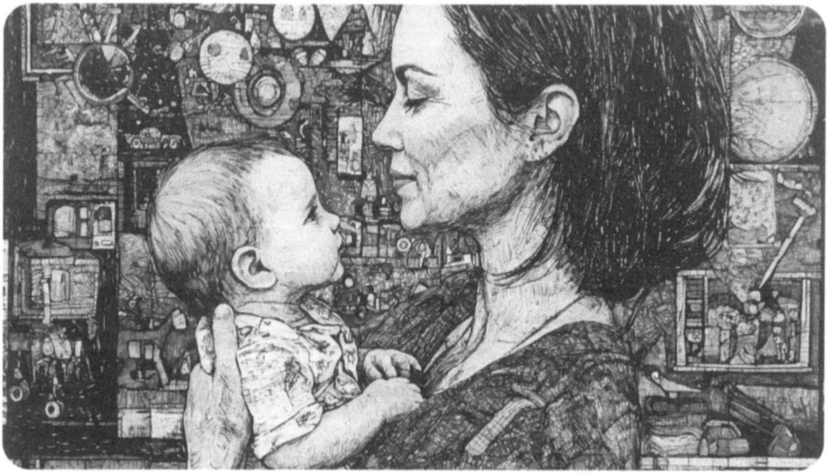

## 1. 1. Biologische Grundlagen

Die biologischen Prozesse, die unsere Fruchtbarkeit bestimmen, sind komplex und dynamisch. Was geschieht in unserem Körper, wenn wir älter werden? Welche hormonellen Veränderungen beeinflussen unsere Fortpflanzungsfähigkeit nach 40? Und wie wirkt sich das Alter konkret auf die Qualität von Eizellen und Spermien aus? Die Wissenschaft hat in den letzten Jahren bedeutende Erkenntnisse über die biologischen Grundlagen der Fertilität im fortgeschrittenen Alter gewonnen. Von der molekularen Ebene bis hin zu den sichtbaren Auswirkungen auf die Fortpflanzungsfähigkeit zeigt sich ein differenziertes Bild altersbedingter Veränderungen - sowohl bei Frauen als auch bei Männern. Diese Erkenntnisse sind nicht nur für das Verständnis der eigenen Fruchtbarkeit wichtig, sondern bilden auch die Basis für moderne Behandlungsansätze und präventive Maßnahmen. Ein fundiertes Wissen über die biologischen Grundlagen ermöglicht es, realistische Erwartungen zu entwickeln und informierte Entscheidungen zu treffen. Die folgenden Abschnitte beleuchten die wichtigsten Aspekte im Detail.

*„Ab dem 37. Lebensjahr beschleunigt sich der Rückgang der Eizellen deutlich, was weitreichende Folgen für die Fruchtbarkeit hat.“*

# 1. 1. 1. Hormonelle Veränderungen im Alter

Mit zunehmendem Alter durchlaufen sowohl Männer als auch Frauen bedeutende hormonelle Veränderungen, die verschiedene Aspekte ihrer Gesundheit und ihres Wohlbefindens beeinflussen können. Diese Veränderungen betreffen drei wichtige hormonelle Systeme: die Geschlechtshormone (Östrogen und Testosteron), Dehydroepiandrosteron und die Wachstumshormon/Insulin-ähnliche Wachstumsfaktor I-Achse [s1].

Bei Männern beginnt der hormonelle Alterungsprozess schleichend. Nach dem 30. Lebensjahr sinkt der Testosteronspiegel jährlich um 1-2% [s2]. Diese als Andropause bezeichnete Phase manifestiert sich typischerweise in den späten 40ern bis frühen 50ern [s3]. Ein besonders wichtiger Aspekt ist die Abnahme der Leydig-Zellen in den Hoden - bei Männern über 40 kann deren Anzahl um bis zu 44% reduziert sein [s2]. Dies führt zu einer verminderten Testosteronproduktion, die durch eine zunehmende Unempfindlichkeit der Hypothalamus-Hypophysen-Testosteron-Achse noch verstärkt wird.

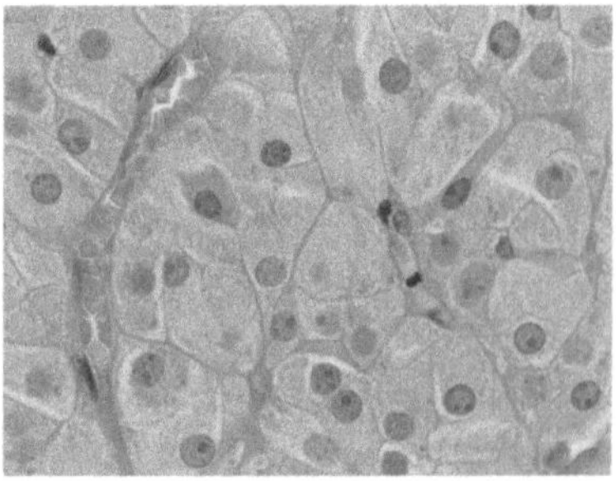

*Leydig-Zellen* [i1]

Die Symptome der Andropause können vielfältig sein und entwickeln sich meist graduell. Betroffene Männer berichten häufig von:
- Libidoverlust und erektiler Dysfunktion
- Abnahme der Muskelmasse bei gleichzeitiger Zunahme des Körperfetts
- Stimmungsschwankungen und depressiven Verstimmungen
- Verminderter Vitalität und Antriebslosigkeit
- Schlafstörungen und Konzentrationsschwierigkeiten [s3] [s2]

Wichtig zu wissen ist, dass etwa 90% der Fälle von erektiler Dysfunktion auf medizinische Probleme zurückzuführen sind und nicht auf das Alter selbst [s4]. Eine regelmäßige ärztliche Kontrolle ist daher ratsam, um zwischen altersbedingten Veränderungen und behandlungsbedürftigen Erkrankungen unterscheiden zu können. Bei Frauen verläuft der hormonelle Alterungsprozess anders als bei Männern. Die Menopause, die typischerweise zwischen dem 45. und 55. Lebensjahr eintritt, markiert das Ende der reproduktiven Jahre [s5]. Diese Phase wird durch den Verlust der ovarialen Follikelfunktion und einen deutlichen Rückgang der Östrogenspiegel charakterisiert. Die Übergangsphase, die Perimenopause, kann sich über mehrere Jahre erstrecken und bringt verschiedene körperliche und emotionale Veränderungen mit sich.

Typische Symptome der Menopause umfassen:
- Hitzewallungen und Nachtschweiß
- Unregelmäßige Menstruationszyklen
- Vaginale Trockenheit
- Schlafstörungen
- Stimmungsschwankungen [s5]

Ein besonders wichtiger Aspekt der hormonellen Alterung ist der Einfluss auf die Knochengesundheit. Der Östrogenmangel in der Menopause kann zu einem beschleunigten Knochendichteverlust führen, was das Risiko für Osteoporose erhöht [s5]. Regelmäßige Knochendichtemessungen und eine ausreichende Calcium- und Vitamin-D-Versorgung sind daher besonders wichtig.

Für beide Geschlechter gilt, dass ein gesunder Lebensstil die Auswirkungen der hormonellen Veränderungen positiv beeinflussen kann. Empfehlenswert sind:
- Regelmäßige körperliche Aktivität zur Erhaltung der Muskelkraft und Knochendichte
- Ausgewogene Ernährung mit ausreichend Proteinen und wichtigen Mikronährstoffen
- Stressmanagement und ausreichend Schlaf
- Regelmäßige ärztliche Vorsorgeuntersuchungen

Die molekularen Mechanismen der Alterung werden zunehmend besser verstanden. Studien haben gezeigt, dass während der Hodenenalterung über 1500 mRNAs und 715 lncRNAs Veränderungen in ihren Spiegeln aufweisen [s6]. Dieses bessere Verständnis der zugrundeliegenden Mechanismen könnte in Zukunft zu gezielteren Behandlungsansätzen führen. Es ist wichtig zu betonen, dass hormonelle Veränderungen im Alter ein natürlicher Prozess sind, der individuell sehr unterschiedlich verlaufen kann. Während einige Menschen stark ausgeprägte Symptome entwickeln, durchlaufen andere diese Phase mit minimalen Beschwerden. Eine offene Kommunikation mit dem Arzt und gegebenenfalls die Erwägung therapeutischer Optionen können helfen, die Lebensqualität in dieser Übergangsphase zu erhalten.

## Glossar

**Andropause**
Auch als 'männliche Menopause' bekannt, beschreibt die Phase hormoneller Umstellung beim Mann, die meist zwischen 40-60 Jahren einsetzt und durch eine verminderte Produktion des männlichen Hormons Testosteron gekennzeichnet ist.

**Dehydroepiandrosteron**
Ein Hormon der Nebennierenrinde, das als Vorstufe für die Produktion von Geschlechtshormonen dient und dessen Spiegel ab dem 25. Lebensjahr kontinuierlich abnimmt.

**Leydig-Zelle**
Spezielle Zellen im Hodengewebe, die für die Produktion des männlichen Geschlechtshormons Testosteron verantwortlich sind und auch andere wichtige Hormone produzieren.

**lncRNA**
Lange nicht-codierende Ribonukleinsäuren, die wichtige regulatorische Funktionen in der Zelle übernehmen und die Genaktivität steuern können.

**mRNA**
Moleküle, die genetische Information aus dem Zellkern zu den Ribosomen transportieren, wo sie als Bauanleitung für die Proteinherstellung dienen.

**Perimenopause**
Die Zeit vor der eigentlichen Menopause, die sich über 2-8 Jahre erstrecken kann und in der der weibliche Körper beginnt, die Hormonproduktion umzustellen.

## 1. 1. 2. Eizellenqualität und Fruchtbarkeitsfenster

Die biologische Uhr tickt bei Frauen unaufhaltsam - bereits vor der Geburt ist die maximale Anzahl der Eizellen festgelegt. Den Höhepunkt erreicht der Eizellenvorrat in der 20. Schwangerschaftswoche, danach beginnt ein kontinuierlicher Rückgang [s7]. Ab dem 37. Lebensjahr beschleunigt sich dieser Prozess deutlich, was weitreichende Folgen für die Fruchtbarkeit hat [s7]. Die Eizellenqualität wird dabei von zwei entscheidenden Faktoren bestimmt: der Quantität (Anzahl der verbleibenden Eizellen) und der Qualität (Entwicklungspotenzial) [s8]. Besonders die Qualität der Eizellen nimmt mit fortschreitendem Alter ab. Dies zeigt sich unter anderem in einer erhöhten Rate von Chromosomenanomalien (Aneuploidien) - bei Frauen über 40 ist das Risiko dafür zehnmal höher als bei 25-Jährigen [s7]. Die molekularen Mechanismen dieser Qualitätsminderung sind vielfältig: DNA-Schäden häufen sich an, die Funktion der Mitochondrien verschlechtert sich und es kommt zu Veränderungen in der Proteinexpression [s9]. Ein kürzlich identifiziertes Schlüsselgen namens TOP2B spielt dabei eine wichtige Rolle - seine verminderte Aktivität führt zu Entwicklungsstörungen in frühen Embryonen [s9]. Für Frauen mit Kinderwunsch bedeutet dies: Die besten Chancen auf eine erfolgreiche Schwangerschaft bestehen in den frühen 20er Jahren [s10]. Ab 35 Jahren sollten Frauen, die innerhalb von 6 Monaten nicht schwanger werden, eine spezialisierte Kinderwunschpraxis aufsuchen [s7]. Bei Frauen über 40 sind die Erfolgsaussichten bei konventionellen Behandlungen deutlich reduziert - hier kann eine In-vitro-Fertilisation (IVF) die bessere Option sein [s11].

Praktische Maßnahmen können die Eizellenqualität positiv beeinflussen:
- Eine omega-3-reiche Ernährung hat sich in Studien als vorteilhaft erwiesen, während ein hoher Anteil an Omega-6-Fettsäuren negative Auswirkungen zeigt [s12]
- Antioxidantien können oxidativen Stress reduzieren, der die Eizellenqualität beeinträchtigt [s13]
- Spezielle Nahrungsergänzungsmittel können die mitochondriale Funktion unterstützen [s14]

Die Ovarialreserve lässt sich durch verschiedene Tests einschätzen, wobei das Anti-Müller-Hormon (AMH) als zuverlässigster Marker gilt [s10].

Allerdings ist wichtig zu wissen: Diese Tests sagen mehr über die Quantität als über die Qualität der Eizellen aus [s8]. Ein hoher AMH-Wert kann zwar die Chance auf mehr übertragbare Embryonen pro IVF-Zyklus erhöhen, garantiert aber keine erfolgreiche Schwangerschaft [s15]. Für Frauen über 40 stellt die Eizellenspende oft die effektivste Behandlungsoption dar [s11]. Die Schwangerschaftsraten sind dabei deutlich höher als bei der Verwendung eigener Eizellen. Diese Option sollte aber gut überlegt sein und bedarf einer ausführlichen Beratung. Ein besonderes Augenmerk sollte auf die Prävention von DNA-Schäden gelegt werden. Oxidativer Stress, der besonders bei Frauen mit Endometriose erhöht ist, kann die Eizellenqualität zusätzlich beeinträchtigen [s13]. Moderne Techniken wie die Präimplantationsdiagnostik (PGT-A) können helfen, chromosomal unauffällige Embryonen zu identifizieren und damit die Erfolgsaussichten zu verbessern [s13]. Die abnehmende Fruchtbarkeit im Alter ist ein komplexes Zusammenspiel verschiedener Faktoren. Neben der Eizellenqualität spielen auch der allgemeine Gesundheitszustand und die Funktionsfähigkeit der Fortpflanzungsorgane eine wichtige Rolle [s10]. Eine frühzeitige Auseinandersetzung mit dem Thema Kinderwunsch und gegebenenfalls präventive Maßnahmen wie Social Freezing können die Familienplanung flexibler gestalten.

## Glossar

**Aneuploidie**

Eine Veränderung der Chromosomenzahl, bei der einzelne Chromosomen fehlen oder zusätzlich vorhanden sind. Dies kann zu Entwicklungsstörungen oder Fehlgeburten führen.

**Anti-Müller-Hormon**

Ein von den Eierstöcken produziertes Hormon, das als Biomarker für die verbleibende Eizellreserve einer Frau dient. Je höher der Wert, desto größer die Eizellreserve.

**Mitochondrium**

Kleine Zellorganellen, die als 'Kraftwerke der Zelle' die notwendige Energie für alle Lebensprozesse bereitstellen. Ihre Funktion ist besonders wichtig für die Eizellentwicklung.

**Ovarialreserve**

Der gesamte Vorrat an Eizellen in den Eierstöcken einer Frau, der für zukünftige Schwangerschaften zur Verfügung steht.

**Social Freezing**

Das vorsorgliche Einfrieren von unbefruchteten Eizellen in jüngeren Jahren, um sie zu einem späteren Zeitpunkt für eine Schwangerschaft nutzen zu können.

## 1. 1. 3. Männliche Fertilität im fortgeschrittenen Alter

Im Gegensatz zur weiblichen Fertilität, die durch ein klar definiertes Ende der Fortpflanzungsfähigkeit gekennzeichnet ist, verläuft der Rückgang der männlichen Fertilität graduell und weniger offensichtlich. Dennoch zeigen wissenschaftliche Untersuchungen deutliche altersbedingte Veränderungen der Spermienqualität, die für Männer mit spätem Kinderwunsch relevant sind [s16]. Ab einem Alter von etwa 35 Jahren beginnen messbare Veränderungen der Spermienparameter. Das Ejakulatvolumen nimmt kontinuierlich ab, wobei der Rückgang ab 35,5 Jahren besonders deutlich wird [s16]. Parallel dazu verschlechtern sich auch andere wichtige Parameter wie Spermienzahl, Beweglichkeit und Morphologie der Spermien. Die Beweglichkeit der Spermien reduziert sich dabei um etwa 1,2% pro 5 Lebensjahre [s16]. Besonders bedeutsam sind die molekularen Veränderungen in den Spermien älterer Männer. Die DNA-Integrität nimmt mit zunehmendem Alter ab, was sich in einer erhöhten <u>DNA-Fragmentierung</u> zeigt [s17]. Männer über 40 Jahre weisen im Vergleich zu jüngeren Männern eine deutlich höhere Rate an DNA-Schäden in ihren Spermien auf - das Risiko ist mehr als doppelt so hoch [s18]. Diese Schäden entstehen hauptsächlich durch oxidativen Stress und eine verminderte DNA-Reparaturfähigkeit. Ein faszinierender Aspekt sind die epigenetischen Veränderungen im <u>Spermienepigenom</u> älterer Männer. Studien haben gezeigt, dass diese Veränderungen häufiger auftreten als genetische Mutationen [s19]. Die veränderten <u>Methylierungsmuster</u> betreffen vor allem Gene, die mit der Entwicklung des Nervensystems zusammenhängen, was möglicherweise Auswirkungen auf die Gesundheit der Nachkommen haben könnte. Für Paare mit Kinderwunsch bedeuten diese Erkenntnisse, dass auch das Alter des Mannes bei der Familienplanung berücksichtigt werden sollte. Die Zeit bis zum Eintreten einer Schwangerschaft verlängert sich mit zunehmendem Alter des Mannes, und das Risiko für Fehlgeburten steigt [s20]. Bei assistierten Reproduktionstechniken wie der In-vitro-Fertilisation sinken die Erfolgsraten mit steigendem Alter des Mannes [s16].

Praktische Empfehlungen für Männer mit spätem Kinderwunsch:
- Regelmäßige Spermiogramme ab 35 Jahren zur Überwachung der Spermienqualität
- Reduktion von oxidativem Stress durch gesunde Ernährung und Lebensstil
- Vermeidung von Faktoren, die die Spermienqualität zusätzlich beeinträchtigen können, wie Rauchen, übermäßiger Alkoholkonsum und Übergewicht [s21]

Die gesellschaftliche Entwicklung zeigt einen deutlichen Trend zu späteren Vaterschaften [s22]. Dieser Trend wird durch verschiedene Faktoren wie erhöhte Lebenserwartung, verbreitete Verwendung von Verhütungsmitteln und späte Eheschließungen begünstigt. Für Männer mit Kinderwunsch ist es wichtig zu wissen, dass zwar die Zeugungsfähigkeit nicht abrupt endet, aber die Qualität der Spermien und damit die Chancen auf eine erfolgreiche Schwangerschaft mit dem Alter abnehmen. Interessanterweise zeigen Studien auch Zusammenhänge zwischen dem väterlichen Alter und der Gesundheit der Nachkommen. Kinder von Vätern über 40 Jahren haben ein erhöhtes Risiko für bestimmte Entwicklungsstörungen, wobei das absolute Risiko für den Einzelnen jedoch gering bleibt [s23] [s20]. Für eine optimale Familienplanung empfiehlt sich daher eine frühzeitige Auseinandersetzung mit dem Thema Fertilität. Männer, die eine späte Vaterschaft planen, sollten sich der möglichen Herausforderungen bewusst sein und gegebenenfalls präventive Maßnahmen wie Kryokonservierung von Spermien in jüngeren Jahren in Erwägung ziehen.

## Glossar

**DNA-Fragmentierung**
Ein Prozess, bei dem die Erbgutinformation in den Spermien in kleinere Stücke zerbricht, was die Qualität der Spermien und die Befruchtungsfähigkeit beeinträchtigt.

**Kryokonservierung**
Eine Methode zur Langzeitaufbewahrung von biologischem Material durch Einfrieren bei sehr tiefen Temperaturen, meist in flüssigem Stickstoff bei -196°C.

**Methylierungsmuster**
Spezifische chemische Markierungen auf der DNA, die wie ein molekularer Schalter die Aktivität von Genen regulieren können.

**Spermienepigenom**
Die Gesamtheit aller chemischen Markierungen auf der DNA der Spermien, die die Genaktivität steuern, ohne die DNA-Sequenz selbst zu verändern.

**Spermiogramm**
Eine standardisierte Laboruntersuchung zur Beurteilung verschiedener Qualitätsmerkmale der Spermien wie Anzahl, Form und Beweglichkeit.

**Zusammenfassung - 1. 1. Biologische Grundlagen**

- Die Testosteronproduktion sinkt bei Männern nach dem 30. Lebensjahr jährlich um 1-2%
- Bei Männern über 40 ist die Anzahl der Leydig-Zellen um bis zu 44% reduziert
- 90% der Fälle von erektiler Dysfunktion haben medizinische Ursachen und sind nicht altersbedingt
- Während der Hodenalterung zeigen über 1500 mRNAs und 715 lncRNAs Veränderungen
- Der Eizellenvorrat erreicht seinen Höhepunkt in der 20. Schwangerschaftswoche
- Bei Frauen über 40 ist das Risiko für Chromosomenanomalien zehnmal höher als bei 25-Jährigen
- Das Gen TOP2B spielt eine Schlüsselrolle bei Entwicklungsstörungen früher Embryonen
- Eine omega-3-reiche Ernährung verbessert die Eizellenqualität, während Omega-6-Fettsäuren negative Auswirkungen haben
- Das Anti-Müller-Hormon (AMH) gilt als zuverlässigster Marker für die Ovarialreserve
- Das Ejakulatvolumen beginnt ab 35,5 Jahren deutlich abzunehmen
- Die Beweglichkeit der Spermien reduziert sich um 1,2% pro 5 Lebensjahre
- Männer über 40 haben ein doppelt so hohes Risiko für DNA-Schäden in Spermien
- Epigenetische Veränderungen im Spermienepigenom treten häufiger auf als genetische Mutationen
- Veränderte Methylierungsmuster betreffen besonders Gene der Nervensystementwicklung

## 1. 2. Fruchtbarkeitsoptimierung

Die Optimierung der Fruchtbarkeit nach 40 stellt viele Menschen vor besondere Herausforderungen. Wie lässt sich die natürliche Fertilität in diesem Lebensabschnitt bestmöglich unterstützen? Welche Rolle spielen dabei Ernährung, Bewegung und andere Lebensstilfaktoren? Während die biologische Uhr nicht angehalten werden kann, zeigen wissenschaftliche Studien, dass gezielte Anpassungen des Lebensstils die Chancen auf eine Schwangerschaft auch in späteren Jahren positiv beeinflussen können. Die Komplexität des Themas wirft weitere Fragen auf: Welche konkreten Maßnahmen sind wirklich effektiv? Wie lassen sich diese nachhaltig in den Alltag integrieren? Und welche individuellen Faktoren müssen dabei berücksichtigt werden? Die folgenden Seiten bieten evidenzbasierte Strategien und praktische Handlungsempfehlungen, die speziell auf die Bedürfnisse von Menschen über 40 mit Kinderwunsch zugeschnitten sind. Aktuelle Forschungsergebnisse zeigen: Selbst kleine Veränderungen können einen bedeutenden Unterschied machen.

*„Ein Body-Mass-Index (BMI) zwischen 18,5 und 30 wird als optimal für die Fruchtbarkeit angesehen.“*

## 1. 2. 1. Lebensstilanpassungen für höhere Fertilität

Die Optimierung der Fruchtbarkeit durch Lebensstilanpassungen spielt besonders bei Menschen über 40 eine zentrale Rolle. Wissenschaftliche Erkenntnisse zeigen, dass gezielte Veränderungen im Alltag die Chancen auf eine Schwangerschaft deutlich verbessern können [s24]. Eine ausgewogene Ernährung bildet das Fundament der Fruchtbarkeitsoptimierung. Besonders empfehlenswert ist die mediterrane Ernährungsweise mit einem hohen Anteil an pflanzlichen Proteinen, Omega-3-Fettsäuren und saisonalem Gemüse [s25]. Konkret bedeutet dies, täglich mindestens fünf Portionen verschiedenfarbiges Obst und Gemüse zu verzehren, mageres Protein wie Hülsenfrüchte oder Fisch zu integrieren und gesunde Fette wie Olivenöl zu verwenden [s26]. Dabei sollten stark verarbeitete Lebensmittel, Transfette und raffinierte Kohlenhydrate vermieden werden [s25]. Das Körpergewicht spielt eine entscheidende Rolle - ein Body-Mass-Index (BMI) zwischen 18,5 und 30 wird als optimal für die Fruchtbarkeit angesehen [s25]. Um diesen zu erreichen oder zu halten, empfiehlt sich moderate körperliche Aktivität von mindestens 30 Minuten an den meisten Tagen der Woche [s27]. Praktisch umgesetzt könnte dies bedeuten, den Arbeitsweg zu Fuß zurückzulegen, die Treppe statt des Aufzugs zu nutzen oder regelmäßig schwimmen zu gehen. Wichtig ist jedoch, übermäßiges Training zu vermeiden, da dies die Fruchtbarkeit negativ beeinflussen kann [s28]. Besondere Aufmerksamkeit verdient die Supplementierung wichtiger Nährstoffe. Drei Monate vor der geplanten Empfängnis sollte mit der Einnahme von Folsäure begonnen werden [s25]. Auch andere Mikronährstoffe wie Vitamin D, Vitamin E und B12 spielen eine wichtige Rolle [s28] [s29]. Bei der Verwendung von Metformin ist besonders auf ausreichende B12-Spiegel zu achten [s29]. Der Verzicht auf Genussmittel und Schadstoffe ist ein weiterer wichtiger Aspekt. Rauchen und Alkoholkonsum sollten komplett eingestellt werden, da sie nachweislich die Fruchtbarkeit beeinträchtigen [s28]. Besonders kritisch ist der Alkoholkonsum während des fruchtbaren Fensters und in den zwei Wochen danach [s26]. Auch die Exposition gegenüber Umweltschadstoffen sollte minimiert werden [s30]. Dies kann durch die Verwendung schadstofffreier Haushaltsprodukte, die Vermeidung von Plastikverpackungen bei Lebensmitteln und regelmäßiges Lüften erreicht werden. Stressmanagement ist ein oft unterschätzter Faktor. Yoga und kognitive Verhaltenstherapie haben sich als effektive Methoden erwiesen

[s28]. Eine praktische Herangehensweise könnte sein, täglich 15 Minuten Meditation oder Atemübungen einzuplanen und regelmäßige Entspannungsrituale zu etablieren.
Für Frauen mit PCOS sind spezifische Lebensstilanpassungen besonders wichtig. Neben den bereits genannten Maßnahmen kann die Einnahme von Inositol die Insulinempfindlichkeit und Ovulationsrate verbessern. In Kombination mit Melatonin kann auch die Qualität der Eizellen positiv beeinflusst werden [s29]. Die Timing-Optimierung der fruchtbaren Tage ist ebenfalls entscheidend. Die höchste Wahrscheinlichkeit einer Empfängnis besteht in den zwei Tagen vor dem Eisprung [s30]. Die Verwendung von Ovulationstest-Kits und die Beobachtung des Zervixschleims können dabei helfen, dieses Zeitfenster optimal zu nutzen. Es ist wichtig zu verstehen, dass diese Anpassungen idealerweise langfristig erfolgen sollten, auch wenn eine Schwangerschaft nicht unmittelbar geplant ist [s24]. Die Beratung durch medizinisches Fachpersonal kann dabei helfen, einen individualisierten Plan zu entwickeln [s31]. Besonders bei Kinderwunsch ab 40 sollten auch Möglichkeiten wie die kryokonservierung von Eizellen in Betracht gezogen werden [s31].

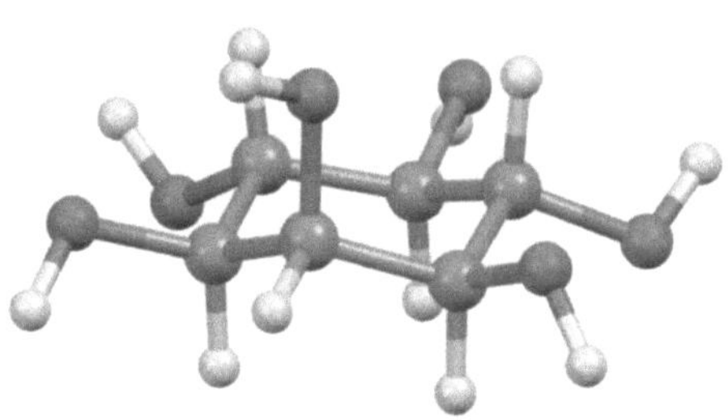

*Inositol* [i2]

### 1. 2. 2. Ernährungsstrategien zur Empfängnisförderung

Eine gezielte Ernährungsstrategie spielt bei der Empfängnisförderung eine zentrale Rolle, besonders für Menschen über 40. Die wissenschaftliche Forschung zeigt, dass spezifische Ernährungsansätze die Fruchtbarkeit deutlich verbessern können. Die mediterrane Ernährung hat sich als besonders vorteilhaft erwiesen [s32]. Ein praktischer Ansatz ist die Integration einer "speziellen Diät", die folgende Komponenten umfasst: reichlich Vollkornprodukte, pestizidarm angebautes Obst und Gemüse, Meeresfrüchte sowie hochwertige Milch- und Sojaprodukte. Konkret bedeutet dies beispielsweise, täglich zwei Portionen Vollkornprodukte wie Haferflocken zum Frühstück und Vollkornreis zum Abendessen zu integrieren. Besondere Aufmerksamkeit verdient die Qualität der Lebensmittel. Frisches, unverarbeitetes Obst und Gemüse sollten priorisiert werden, da ihre Antioxidantien DNA-Schäden an Eizellen vorbeugen können [s33]. Ein praktischer Tipp ist es, wöchentlich einen Ernährungsplan zu erstellen und gezielt nach saisonalen, biologisch angebauten Produkten zu suchen. Verarbeitete Fleischprodukte sollten hingegen gemieden werden. Für Männer ist eine spezielle Ernährungsstrategie zur Verbesserung der Samenqualität wichtig. Eine Ernährung reich an komplexen Kohlenhydraten, Ballaststoffen, Folsäure und Lycopin kann hier unterstützend wirken [s34]. In der Praxis bedeutet dies beispielsweise, regelmäßig Tomatenprodukte (reich an Lycopin) und Vollkornprodukte (Ballaststoffquelle) zu konsumieren. Die Supplementierung spielt eine wichtige ergänzende Rolle. Sobald eine Schwangerschaft geplant wird, sollten hochwertige Präkonzeptionsvitamine eingenommen werden [s35]. Coenzym Q10 hat sich besonders bei älteren Frauen als vielversprechend erwiesen, da es die Energieproduktion in den Eizellen unterstützt. Eine praktische Empfehlung ist die Erstellung eines Supplementierungsplans in Absprache mit dem behandelnden Arzt. Bei pcos-Patientinnen ist eine individualisierte Ernährungsberatung besonders wichtig [s36]. Die Kalorienrestriktion spielt hier eine zentrale Rolle bei der Verbesserung des Hyperandrogenismus. Ein praktischer Ansatz könnte sein, mit einem Ernährungsberater einen personalisierten Plan zu entwickeln, der längerfristig umsetzbar ist. Interessanterweise zeigen Studien, dass eine Veränderung des Ernährungsstils möglicherweise wichtiger ist als eine reine Gewichtsreduktion vor der Empfängnis [s37]. Dabei sollte besonders auf eine ausreichende Mikronährstoffversorgung geachtet werden, da

Mangelernährung auch bei übergewichtigen Personen häufig vorkommt.

Ein praktischer Wochenplan könnte wie folgt aussehen:
- Frühstück: Vollkornmüsli mit frischen Beeren und Nüssen
- Mittagessen: Gegrillter Fisch mit Gemüse und Quinoa
- Abendessen: Bunter Gemüseeintopf mit Hülsenfrüchten
- Snacks: Frisches Obst, Nüsse, Joghurt

Die Umsetzung dieser Ernährungsstrategien erfordert Planung und Vorbereitung. Es empfiehlt sich, einen Wochenplan zu erstellen, Mahlzeiten vorzubereiten und regelmäßig die Vorräte an frischen Lebensmitteln aufzufüllen. Die Investition in hochwertige Küchengeräte wie einen Dampfgarer oder Smoothie-Maker kann die Zubereitung gesunder Mahlzeiten erleichtern. Die Nachhaltigkeit der Ernährungsumstellung ist entscheidend für den Erfolg. Statt radikaler Diäten sollten schrittweise Veränderungen vorgenommen werden, die langfristig beibehalten werden können. Regelmäßige Überprüfungen und Anpassungen des Ernährungsplans in Zusammenarbeit mit Fachpersonal können dabei helfen, die Strategie zu optimieren und die Motivation aufrechtzuerhalten.

## Glossar

**Hyperandrogenismus**
Eine hormonelle Störung, bei der der Körper zu viele männliche Hormone (Androgene) produziert, was sich durch verstärkten Haarwuchs, Akne und Zyklusstörungen äußern kann

**Lycopin**
Ein roter Pflanzenfarbstoff aus der Gruppe der Carotinoide, der besonders stark antioxidativ wirkt und die DNA vor schädlichen Einflüssen schützen kann

**Zusammenfassung - 1. 2. Fruchtbarkeitsoptimierung**

- Die mediterrane Ernährung mit hohem Anteil an pflanzlichen Proteinen und Omega-3-Fettsäuren verbessert nachweislich die Fruchtbarkeit
- Ein BMI zwischen 18,5 und 30 gilt als optimal für die Fertilität
- Drei Monate vor geplanter Empfängnis sollte mit Folsäure-Supplementierung begonnen werden
- Bei Metformin-Einnahme muss besonders auf ausreichende B12-Spiegel geachtet werden
- Die Kombination von Inositol und Melatonin kann bei PCOS die Eizellqualität verbessern
- Die höchste Empfängniswahrscheinlichkeit liegt in den zwei Tagen vor dem Eisprung
- Coenzym Q10 unterstützt speziell bei älteren Frauen die Energieproduktion in den Eizellen
- Lycopin-reiche Ernährung verbessert die Samenqualität bei Männern
- Kalorienrestriktion spielt eine zentrale Rolle bei der Verbesserung des Hyperandrogenismus bei PCOS
- Die Qualität der Ernährungsumstellung ist wichtiger als eine reine Gewichtsreduktion vor der Empfängnis

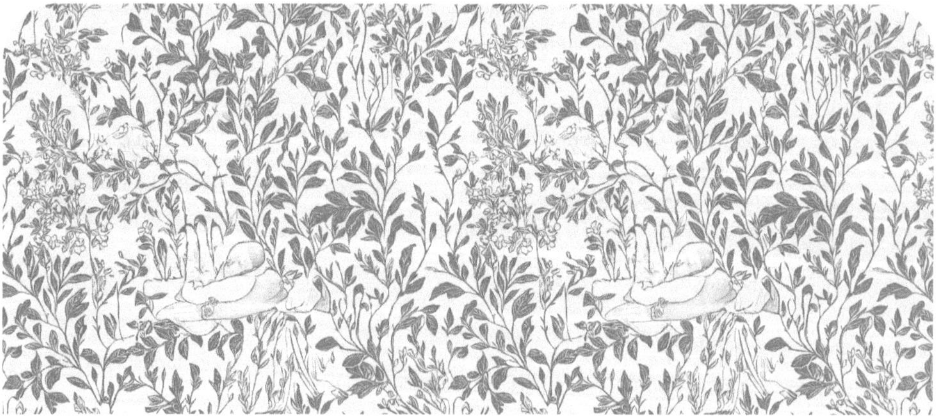

## 1. 3. Medizinische Unterstützung

Die medizinische Unterstützung bei der Familienplanung nach 40 wirft viele Fragen auf: Welche Behandlungsmöglichkeiten stehen zur Verfügung? Wie hoch sind die Erfolgsaussichten verschiedener Therapien? Welche Rolle spielen genetische Untersuchungen bei der Kinderwunschbehandlung? Die moderne Reproduktionsmedizin hat in den letzten Jahrzehnten beachtliche Fortschritte erzielt. Von der In-vitro-Fertilisation bis zur Präimplantationsdiagnostik steht heute ein breites Spektrum an Methoden zur Verfügung, die den Kinderwunsch auch in fortgeschrittenem Alter erfüllbar machen können. Dabei ist es wichtig, die individuellen Voraussetzungen und Möglichkeiten realistisch einzuschätzen. Die Entscheidung für eine medizinische Kinderwunschbehandlung erfordert eine sorgfältige Abwägung der verfügbaren Optionen. Dieses Kapitel bietet einen detaillierten Überblick über aktuelle Behandlungsmethoden und deren Erfolgsaussichten - wichtige Informationen für eine fundierte Entscheidungsfindung.

*„Für Frauen über 35 Jahre wird bereits nach sechs Monaten erfolgloser Schwangerschaftsversuche eine Untersuchung der ovarialen Reserve empfohlen.“*

## 1. 3. 1. Moderne Kinderwunschbehandlungen

Die modernen Kinderwunschbehandlungen haben in den letzten Jahrzehnten bemerkenswerte Fortschritte gemacht und bieten heute vielfältige Möglichkeiten für Menschen mit Kinderwunsch, besonders für Paare über 40. Die Zeit spielt dabei eine entscheidende Rolle - je früher eine spezialisierte Beratung aufgesucht wird, desto besser sind die Erfolgsaussichten [s38]. Für Frauen über 35 Jahre wird bereits nach sechs Monaten erfolgloser Schwangerschaftsversuche eine Untersuchung der ovarialen Reserve empfohlen [s39]. Dies ermöglicht eine realistische Einschätzung der individuellen Situation. Ein typischer erster Schritt ist dabei die Vereinbarung eines Termins bei einem Reproduktionsendokrinologen, der sowohl die Fruchtbarkeit der Frau als auch - durch eine Samenanalyse - die des männlichen Partners untersucht [s38].

Die In-vitro-Fertilisation (IVF) stellt eine zentrale Säule der modernen Kinderwunschbehandlung dar. Allerdings sinken die Erfolgsaussichten mit zunehmendem Alter deutlich: Während die Implantationsrate bei 30-jährigen Frauen noch bei etwa 20% liegt, fällt sie bei 40-Jährigen auf unter 4% [s40]. Um die Erfolgschancen zu erhöhen, wird bei Frauen über 35 häufig ein präimplantatorisches genetisches Screening (PGS) durchgeführt. Dieses Verfahren ermöglicht es, chromosomale Anomalien in den Embryonen zu identifizieren und nur gesunde für die Übertragung auszuwählen [s39]. Eine besonders erfolgversprechende Option für Frauen über 40 ist die Eizellspende. Die Schwangerschaftsraten nach einer Eizellspende sind dabei vergleichbar mit denen von Frauen in ihren Zwanzigern [s39]. Konkret bedeutet dies: Eine 45-jährige Frau, die Eizellen einer 25-jährigen Spenderin verwendet, hat ähnliche Erfolgschancen wie eine 25-Jährige bei natürlicher Empfängnis. Die präimplantatorische genetische Diagnostik (PGD) hat sich als wichtiges Werkzeug etabliert. Sie ermöglicht nicht nur die Identifizierung schwerer genetischer Erkrankungen, sondern kann auch Embryonen mit besseren Implantationschancen erkennen [s41]. Dabei kommen hochmoderne Techniken wie die Polymerase-

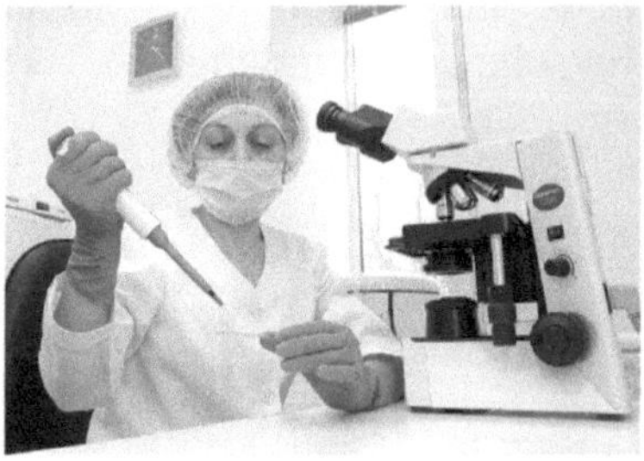

*In-vitro-Fertilisation* [i3]

Kettenreaktion und Fluoreszenz-in-situ-Hybridisierung zum Einsatz. Bemerkenswert ist der positive Einfluss der assistierten Reproduktionstechnologien auf die Geburtenraten bei Frauen über 35 Jahren [s42]. In vielen Ländern, wie beispielsweise Tschechien, werden diese Behandlungen teilweise von der gesetzlichen Krankenversicherung übernommen, allerdings meist nur bis zu einem bestimmten Alter - dort konkret bis 39 Jahre [s42]. Die Entscheidung für eine Kinderwunschbehandlung sollte gut durchdacht sein. Paare berichten häufig von einem Gefühl der Selbstsicherheit, wenn sie diesen Weg bewusst wählen [s43]. Wichtig ist dabei eine personalisierte Herangehensweise, da jede Patientin unterschiedliche Voraussetzungen und medizinische Vorgeschichten mitbringt [s39]. Für Paare, die eine Kinderwunschbehandlung in Erwägung ziehen, empfiehlt sich folgende Vorgehensweise: Zunächst sollte ein ausführliches Beratungsgespräch mit einem Spezialisten geführt werden. Dabei werden die individuellen Erfolgsaussichten verschiedener Behandlungsmethoden besprochen und ein maßgeschneiderter Behandlungsplan erstellt. Parallel dazu ist es ratsam, sich über die Kostenübernahme durch die Krankenkasse zu informieren und gegebenenfalls alternative Finanzierungsmöglichkeiten zu prüfen. Die ethischen Aspekte der fortgeschrittenen Mutterschaft werden in der Gesellschaft zunehmend diskutiert [s44]. Dabei spielen sowohl die medizinischen Risiken als auch soziale und wirtschaftliche Faktoren eine Rolle. Es ist wichtig zu verstehen, dass die Entscheidung für eine späte Elternschaft oft von verschiedenen Lebensumständen beeinflusst wird und entsprechend differenziert betrachtet werden sollte.

## Glossar

**Fluoreszenz-in-situ-Hybridisierung**
Eine Methode zur Sichtbarmachung bestimmter DNA-Abschnitte mittels fluoreszierender Farbstoffe, die bei der Chromosomenanalyse eingesetzt wird.

**In-vitro-Fertilisation**
Eine Methode der künstlichen Befruchtung, bei der die Eizelle außerhalb des Körpers mit Spermien zusammengebracht wird. Nach erfolgreicher Befruchtung wird der Embryo in die Gebärmutter eingesetzt.

**Polymerase-Kettenreaktion**
Ein Laborverfahren zur Vervielfältigung von DNA-Abschnitten, das die genaue Untersuchung des Erbguts ermöglicht.

**Reproduktionsendokrinologe**
Ein Facharzt, der sich auf Hormonstörungen und Fruchtbarkeitsprobleme spezialisiert hat und Paare bei der Familienplanung unterstützt.

## 1. 3. 2. Präimplantationsdiagnostik

Die Präimplantationsdiagnostik (PGD) hat sich als wichtiges Instrument in der modernen Reproduktionsmedizin etabliert, besonders für Paare mit genetischen Risikofaktoren oder erhöhtem Alter. Diese Technologie wird stets in Kombination mit einer künstlichen Befruchtung (IVF oder ICSI) durchgeführt und ermöglicht eine genetische Analyse der Embryonen vor der Einpflanzung in die Gebärmutter [s45]. Es existieren drei verschiedene Arten der Präimplantationsdiagnostik: Die PGT für Aneuploidie (chromosomale Fehlverteilungen), für monogene Erkrankungen und für chromosomale Strukturveränderungen [s46]. Besonders relevant für Paare über 40 ist dabei das Screening auf Aneuploidien, da das Risiko für chromosomale Fehlverteilungen mit steigendem Alter zunimmt. Die Verbreitung dieser Technologie ist beachtlich - etwa 68% der IVF-Kliniken in den USA bieten präimplantationsgenetisches Screening (PGS) an [s47]. Allerdings variieren die Meinungen über die Wirksamkeit stark, und viele Experten fordern mehr Forschungsdaten zur Bestätigung des klinischen Nutzens. Ein wichtiger Aspekt, den Paare beachten sollten, ist die Tatsache, dass PGT für Aneuploidie ein Screening-Test und kein diagnostischer Test ist [s46]. Dies bedeutet konkret: Die Ergebnisse können falsch-positive oder falsch-negative Resultate liefern. Ein Beispiel aus der Praxis: Ein als "chromosomal auffällig" eingestufter Embryo könnte sich dennoch zu einem gesunden Kind entwickeln, während ein als "unauffällig" klassifizierter Embryo möglicherweise doch Chromosomenstörungen aufweist. Besondere Aufmerksamkeit verdient das Phänomen des Mosaizismus, bei dem verschiedene Zellen eines Embryos unterschiedliche genetische Eigenschaften aufweisen [s46]. Die Entscheidung über die Übertragung eines solchen Embryos ist komplex und erfordert eine ausführliche genetische Beratung. Die neuesten technologischen Entwicklungen ermöglichen mittlerweile die Vorhersage von etwa 3 Millionen väterlichen und/oder mütterlichen genetischen Varianten mit einer Genauigkeit von über 99% [s48]. Diese Methode könnte zukünftig nicht nur für Mendelsche Erbkrankheiten, sondern auch für komplexere Erkrankungen mit definiertem genetischem Hintergrund relevant sein. Die medizinische Notwendigkeit einer PGT wird nach strengen Kriterien beurteilt. Sie gilt als angemessen, wenn beide Partner Träger einer autosomal-rezessiven Erkrankung sind oder ein Partner eine autosomal-dominante oder X-chromosomal vererbte

Erkrankung aufweist [s49] [s50]. Paare sollten sich darüber im Klaren sein, dass die Anwendung für multifaktorielle Erkrankungen derzeit begrenzt ist, da die genetischen Komponenten oft nicht zuverlässig prognostiziert werden können [s51]. Ein kontroverses Thema ist die Verwendung von PGT zur Geschlechtsauswahl aus nicht-medizinischen Gründen [s50]. Ethikkommissionen bewerten diese Anwendung unterschiedlich, und die gesetzlichen Regelungen variieren international stark. Für Paare, die eine PGT in Erwägung ziehen, ist der erste Schritt eine umfassende genetische Beratung [s50]. Dabei sollten sie sich über die verschiedenen Analysemethoden informieren, die sich in Bezug auf Methodik, analysierte Chromosomen, Kosten und Zeitaufwand unterscheiden [s52]. Ein wichtiger praktischer Aspekt ist auch die Frage der Kostenübernahme durch die Krankenversicherung, die je nach Indikation und Versicherung variiert. Die Schwangerschaftsergebnisse nach PGT sind vergleichbar mit denen der konventionellen IVF bei gefrorenen Embryotransfers [s52]. Allerdings ist bei der Interpretation von Langzeitergebnissen Vorsicht geboten, da die Nachbeobachtungszeiten oft noch relativ kurz sind [s45].

## Glossar

**Aneuploidie**
Eine Abweichung von der normalen Chromosomenzahl, bei der einzelne Chromosomen fehlen oder zusätzlich vorhanden sind. Dies kann zu Entwicklungsstörungen oder Fehlgeburten führen.

**Mendelsche Erbkrankheiten**
Krankheiten, die nach den von Gregor Mendel entdeckten Vererbungsregeln weitergegeben werden. Sie folgen einem vorhersagbaren Muster der Vererbung über Generationen.

**Mosaizismus**
Ein biologisches Phänomen, bei dem ein Organismus aus Zellen mit unterschiedlichem genetischen Material besteht. Dies entsteht durch Mutationen während der frühen Entwicklung.

**Präimplantationsdiagnostik**
Ein medizinisches Verfahren zur Untersuchung von Embryonen auf genetische Merkmale vor der Einpflanzung in die Gebärmutter. Die Untersuchung erfolgt durch Entnahme einzelner Zellen aus dem frühen Embryo.

**Zusammenfassung - 1. 3. Medizinische Unterstützung**

- Die Implantationsrate bei IVF sinkt von 20% bei 30-jährigen auf unter 4% bei 40-jährigen Frauen
- Bei Eizellspende haben 45-jährige Frauen ähnliche Erfolgschancen wie 25-jährige bei natürlicher Empfängnis
- 68% der IVF-Kliniken in den USA bieten präimplantationsgenetisches Screening an
- Neueste PGD-Technologien ermöglichen die Vorhersage von 3 Millionen genetischen Varianten mit über 99% Genauigkeit
- In Tschechien werden Kinderwunschbehandlungen bis 39 Jahre von der gesetzlichen Krankenversicherung übernommen
- Die PGD unterscheidet drei Hauptarten: Screening für Aneuploidie, monogene Erkrankungen und chromosomale Strukturveränderungen
- Mosaizismus, bei dem Embryozellen unterschiedliche genetische Eigenschaften aufweisen, erschwert die PGD-Interpretation
- Bei Frauen über 35 wird bereits nach sechs Monaten erfolgloser Versuche eine Untersuchung der ovarialen Reserve empfohlen
- Die Schwangerschaftsergebnisse nach PGD sind vergleichbar mit konventioneller IVF bei gefrorenen Embryotransfers

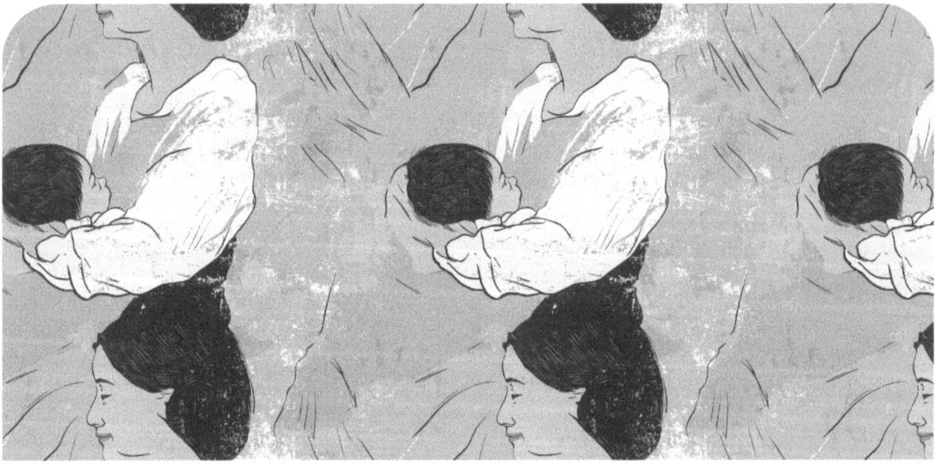

**Rückblick - 1. Kinderwunsch und Fruchtbarkeit nach 40**

- Der Testosteronspiegel sinkt bei Männern nach dem 30. Lebensjahr jährlich um 1-2%, wobei die Anzahl der Leydig-Zellen bei über 40-Jährigen um bis zu 44% reduziert sein kann.
- 90% der Fälle von erektiler Dysfunktion sind auf medizinische Probleme zurückzuführen und nicht auf das Alter selbst.
- Während der Hodenenalterung weisen über 1500 mRNAs und 715 lncRNAs Veränderungen in ihren Spiegeln auf.
- Bei Frauen über 40 ist das Risiko für Chromosomenanomalien zehnmal höher als bei 25-Jährigen.
- Das kürzlich identifizierte Schlüsselgen TOP2B spielt eine wichtige Rolle bei Entwicklungsstörungen in frühen Embryonen.
- Eine omega-3-reiche Ernährung hat sich als vorteilhaft erwiesen, während ein hoher Anteil an Omega-6-Fettsäuren negative Auswirkungen zeigt.
- Die Implantationsrate bei IVF sinkt von etwa 20% bei 30-jährigen Frauen auf unter 4% bei 40-Jährigen.
- Neueste Technologien ermöglichen die Vorhersage von etwa 3 Millionen väterlichen und/oder mütterlichen genetischen Varianten mit einer Genauigkeit von über 99%.
- Die Beweglichkeit der Spermien reduziert sich um etwa 1,2% pro 5 Lebensjahre.
- 68% der IVF-Kliniken in den USA bieten präimplantationsgenetisches Screening an.

Mit diesen grundlegenden Erkenntnissen zur Fertilität im fortgeschrittenen Alter stellt sich nun die spannende Frage, welche besonderen Herausforderungen und Chancen eine Schwangerschaft jenseits der 40 mit sich bringt.

## 2. Schwangerschaft im fortgeschrittenen Alter

Eine Schwangerschaft nach dem 40. Lebensjahr stellt werdende Eltern vor besondere Herausforderungen. Wie lässt sich das erhöhte Risiko für Schwangerschaftskomplikationen minimieren? Welche präventiven Maßnahmen sind sinnvoll? Und welche Rolle spielen berufliche Belastungen in dieser sensiblen Phase? Die medizinischen Fortschritte der letzten Jahrzehnte haben die Möglichkeiten einer sicheren späten Schwangerschaft deutlich verbessert. Dennoch erfordert eine Schwangerschaft in diesem Alter besondere Aufmerksamkeit - von der genetischen Beratung über angepasste Vorsorgeuntersuchungen bis hin zu speziellen Bewegungsprogrammen. Dieses Kapitel beleuchtet evidenzbasierte Strategien für einen optimalen Schwangerschaftsverlauf jenseits der 40. Dabei zeigt sich: Mit der richtigen Vorbereitung und Begleitung können auch späte Schwangerschaften erfolgreich verlaufen. Die folgenden Seiten bieten konkrete Handlungsempfehlungen, die Ihnen helfen, gut informierte Entscheidungen für Ihre individuelle Situation zu treffen.

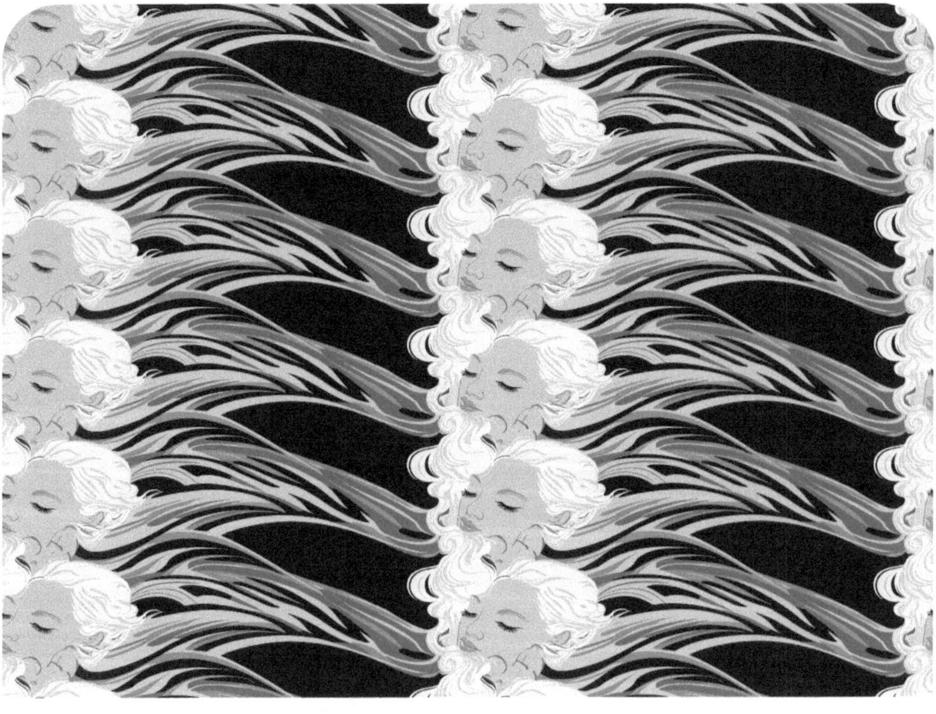

## 2. 1. Medizinische Vorsorge

Wie verändert sich der medizinische Vorsorgebedarf mit zunehmendem Alter? Welche spezifischen Untersuchungen sind für werdende Eltern über 40 besonders relevant? Diese Fragen beschäftigen viele Menschen, die sich in der zweiten Lebenshälfte für ein Kind entscheiden. Die medizinische Vorsorge spielt bei einer Schwangerschaft im fortgeschrittenen Alter eine zentrale Rolle. Sie umfasst sowohl allgemeine Gesundheitsuntersuchungen als auch spezielle genetische Beratungen und Tests. Dabei geht es nicht nur um die Gesundheit des werdenden Kindes, sondern auch um die optimale Betreuung der Mutter während der Schwangerschaft. Die folgenden Seiten bieten einen systematischen Überblick über empfohlene Vorsorgeuntersuchungen und zeigen auf, welche Möglichkeiten der pränatalen Diagnostik zur Verfügung stehen. Mit diesem Wissen können Sie gemeinsam mit Ihren Ärzten fundierte Entscheidungen für Ihre individuelle Situation treffen.

*„Ab dem 45. Lebensjahr wird die Darmkrebsvorsorge besonders wichtig, wobei die Koloskopie als Goldstandard gilt und alle 10 Jahre durchgeführt werden sollte.“*

## 2. 1. 1. Spezielle Vorsorgeuntersuchungen

Mit zunehmendem Alter wird die regelmäßige Gesundheitsvorsorge immer wichtiger, da das Risiko für verschiedene Erkrankungen steigt [s53]. Für Menschen ab 40 Jahren gibt es eine Reihe spezieller Vorsorgeuntersuchungen, die systematisch und in bestimmten Zeitabständen durchgeführt werden sollten. Eine zentrale Säule der Vorsorge ist die allgemeine Gesundheitsuntersuchung für Personen zwischen 40 und 74 Jahren. Diese kostenlose Untersuchung bewertet das Gesundheitsrisiko besonders im Hinblick auf Herz-Kreislauf-Erkrankungen, Diabetes und Nierenerkrankungen [s54]. Dabei werden grundlegende Parameter wie Größe, Gewicht, Blutdruck und Cholesterinwerte erfasst. Ein besonderer Fokus liegt auf der Einschätzung des kardiovaskulären Risikos für die nächsten 10 Jahre. Im Rahmen dieser Untersuchung bietet sich auch die Gelegenheit, mit dem Arzt über wichtige Lebensstiländerungen zu sprechen. Die Blutdruck- und Cholesterinkontrolle sollte ab 40 regelmäßig erfolgen [s55]. Während der Blutdruck mindestens einmal jährlich gemessen werden sollte, reicht bei unauffälligen Cholesterinwerten eine Kontrolle alle 5 Jahre. Bei Risikofaktoren wie Übergewicht, Bewegungsmangel oder familiärer Vorbelastung sind häufigere Kontrollen ratsam. Ein praktischer Tipp: Viele Apotheken bieten kostenlose Blutdruckmessungen an - nutzen Sie diese Möglichkeit für Zwischenchecks. Ab dem 45. Lebensjahr wird die Darmkrebsvorsorge besonders wichtig [s55]. Hier stehen verschiedene Untersuchungsmethoden zur Verfügung, wobei die Koloskopie als Goldstandard gilt. Sie sollte alle 10 Jahre durchgeführt werden. Alternative oder ergänzende Methoden sind der jährliche Test auf verstecktes Blut im Stuhl. Für Frauen ab 40 sind zusätzliche geschlechtsspezifische Vorsorgeuntersuchungen elementar [s56]. Die jährliche Mammographie zur Brustkrebsfrüherkennung wird ab diesem Alter standardmäßig empfohlen. Ergänzend sollte alle drei Jahre eine klinische Brustuntersuchung erfolgen. Der Pap-Test zur Früherkennung von Gebärmutterhalskrebs wird alle drei Jahre empfohlen, in Kombination mit einem HPV-Test sind Abstände von 5 Jahren möglich.

Die Augenvorsorge gewinnt ab 40 zunehmend an Bedeutung [s55]. Experten empfehlen alle 2-4 Jahre eine umfassende Untersuchung, ab 55 Jahren sollte der Rhythmus auf 1-3 Jahre verkürzt werden. Dabei werden nicht nur die Sehschärfe, sondern auch mögliche Augenerkrankungen wie Glaukom oder Makuladegeneration überprüft. Ein oft unterschätzter Bereich ist die zahnmedizinische Vorsorge [s55]. Zweimal jährliche Kontrollen beim Zahnarzt sind optimal, mindestens aber eine jährliche Untersuchung sollte wahrgenommen werden. Dabei wird nicht nur der Zustand der Zähne überprüft, sondern auch das Zahnfleisch und die Mundschleimhaut untersucht. Besondere Aufmerksamkeit verdient das Screening auf Typ-2-Diabetes [s55]. Ab 35 Jahren wird bei Übergewicht alle drei Jahre eine Kontrolle empfohlen. Ein praktischer Hinweis: Achten Sie auf Warnsignale wie vermehrten Durst oder häufiges Wasserlassen und sprechen Sie diese beim Arzt an.

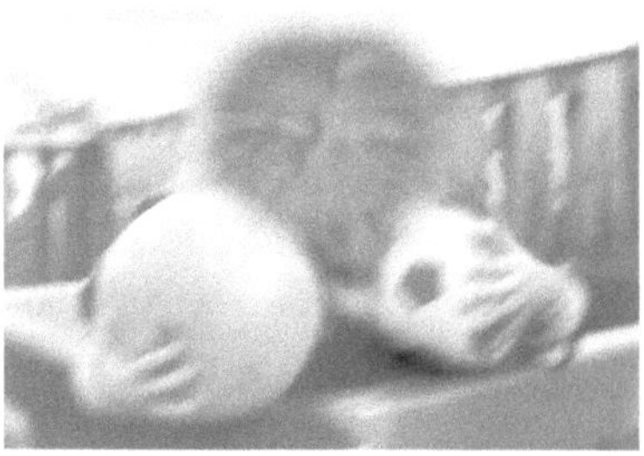

*Makuladegeneration* [i4]

Zusätzlich gibt es weitere wichtige Vorsorgeuntersuchungen [s57], die individuell mit dem Arzt besprochen werden sollten:
- Screening auf Bauchaortenaneurysma bei Rauchern
- Depressionsscreening
- Ernährungsberatung bei erhöhtem Risiko für chronische Erkrankungen
- Hepatitis-C-Screening für alle zwischen 18 und 79 Jahren
- Lungenkrebs-Screening bei Risikopatienten zwischen 50 und 80 Jahren

Ein wichtiger praktischer Aspekt: Die meisten Vorsorgeuntersuchungen werden von den Krankenkassen zu 100% übernommen, wenn sie bei Netzwerkanbietern durchgeführt werden [s58]. Es empfiehlt sich, einen persönlichen Vorsorgekalender zu erstellen und Erinnerungen im Smartphone zu setzen, um keine wichtigen Termine zu verpassen. Denken Sie auch an regelmäßige Impfungen [s53]. Die jährliche Grippeimpfung ist ab 40 besonders wichtig, ebenso wie die Auffrischung der Standardimpfungen. Sprechen Sie mit Ihrem Arzt über den optimalen Impfplan für Ihre individuelle Situation.

## Glossar

**Bauchaortenaneurysma**
Eine gefährliche Ausweitung der Hauptschlagader im Bauchraum, die unbemerkt größer werden und bei einem Riss zu lebensbedrohlichen inneren Blutungen führen kann.

**Glaukom**
Eine Augenerkrankung, auch 'Grüner Star' genannt, bei der der Sehnerv durch erhöhten Augeninnendruck geschädigt wird. Ohne Behandlung kann dies zur Erblindung führen.

**Koloskopie**
Eine medizinische Untersuchungsmethode, bei der mit einem flexiblen Instrument (Endoskop) der gesamte Dickdarm von innen betrachtet wird. Die Untersuchung ermöglicht das Erkennen und direkte Entfernen von Polypen, die sich zu Krebs entwickeln könnten.

**Makuladegeneration**
Eine altersbedingte Erkrankung der Netzhaut, bei der der Bereich des schärfsten Sehens (Makula) fortschreitend zerstört wird. Dies führt zu Einschränkungen beim Lesen, Erkennen von Gesichtern und Ausführen von Tätigkeiten, die genaues Sehen erfordern.

## 2. 1. 2. Genetische Beratung und Tests

Die genetische Beratung und Testung gewinnt besonders für Eltern ab 40 Jahren zunehmend an Bedeutung, da mit steigendem Alter das Risiko für genetische Auffälligkeiten beim Kind zunimmt [s59]. Eine umfassende genetische Beratung sollte dabei idealerweise bereits vor einer geplanten Schwangerschaft stattfinden, um mögliche Risiken frühzeitig zu erkennen und entsprechende Handlungsoptionen zu besprechen [s60]. Im Rahmen der genetischen Beratung wird zunächst eine detaillierte Familienanamnese erhoben. Dabei werden systematisch genetische Erkrankungen in der Familie beider Partner erfasst und mögliche Risiken analysiert [s61]. Die Berater nehmen sich Zeit, komplexe genetische Zusammenhänge verständlich zu erklären und gehen dabei individuell auf die Fragen und Sorgen der werdenden Eltern ein. Ein praktischer Tipp: Bereiten Sie sich auf das Beratungsgespräch vor, indem Sie vorab einen Stammbaum Ihrer Familie mit bekannten Erkrankungen erstellen. Für die genetische Testung stehen verschiedene Verfahren zur Verfügung. Noch vor einer Schwangerschaft können beide Partner ein Trägerscreening durchführen lassen - ein einfacher Blut- oder Speicheltest, der Aufschluss über mögliche rezessive Erbkrankheiten gibt [s62]. Dies ermöglicht eine frühzeitige Risikoeinschätzung und entsprechende Familienplanung. Während der Schwangerschaft haben sich die nicht-invasiven Testmöglichkeiten in den letzten Jahren deutlich weiterentwickelt. Der pränatale zellfreie DNA-Test aus dem mütterlichen Blut kann bereits ab der 10. Schwangerschaftswoche durchgeführt werden und gibt mit hoher Genauigkeit Aufschluss über mögliche chromosomale Veränderungen beim Ungeborenen [s63]. Dieser Test wird besonders Schwangeren ab 40 Jahren empfohlen. Bei auffälligen Screening-Ergebnissen oder speziellen Risikofaktoren können invasive diagnostische Verfahren wie die Chorionzottenbiopsie (10.-12. SSW) oder die Fruchtwasseruntersuchung (15.-18. SSW) angeboten werden [s64]. Diese Tests liefern sehr präzise Ergebnisse, sind aber mit einem geringen Fehlgeburtsrisiko verbunden (CVS: 0,5-1,0%, Amniozentese: 0,25-0,50%) [s64]. Die Entscheidung für oder gegen diese Untersuchungen sollte gut überlegt sein. Studien zeigen, dass viele werdende Eltern bei der Entscheidung für genetische Tests ambivalente Gefühle haben [s65]. Einerseits besteht der Wunsch nach Gewissheit und der Möglichkeit, sich auf eventuelle Besonderheiten vorzubereiten. Andererseits gibt es Ängste vor den Untersuchungen selbst und vor möglichen schwierigen Entscheidungen. Ein praktischer Rat: Nehmen Sie sich ausreichend Zeit für die Entscheidungsfindung und scheuen Sie sich nicht, alle Fragen mit Ihrem genetischen Berater zu besprechen. Die genetische Beratung berücksichtigt auch ethische, rechtliche und psychosoziale Aspekte [s66]. Die Berater unterstützen dabei, die persönlichen Werte und Überzeugungen in den Entscheidungsprozess einzubeziehen. Wichtig zu wissen: Alle genetischen Untersuchungen sind freiwillig, und die Entscheidung liegt allein bei den werdenden Eltern. Ein besonderer Fokus liegt auf der präkonzeptionellen Beratung, die vor allem in Regionen mit häufigen Verwandtenehen von großer Bedeutung ist [s60]. Hier können frühzeitig Risiken erkannt und entsprechende Vorsorgemaßnahmen getroffen werden. Die Kosten für genetische Beratung und viele Standardtests werden von den gesetzlichen Krankenkassen übernommen, wenn bestimmte Indikationen vorliegen [s63]. Ein praktischer Hinweis: Klären Sie vor speziellen Tests die Kostenübernahme mit Ihrer Krankenkasse ab.

### Glossar

**Chorionzottenbiopsie**

Eine Untersuchungsmethode, bei der Gewebe aus dem Mutterkuchen entnommen wird. Die Zotten sind fingerförmige Ausstülpungen der äußeren Eihaut und enthalten die gleiche Erbinformation wie der Embryo.

**Amniozentese**

Ein diagnostisches Verfahren, bei dem durch die Bauchdecke der Mutter Fruchtwasser entnommen wird. Das Fruchtwasser enthält abgeschilferte Zellen des ungeborenen Kindes, die genetisch untersucht werden können.

**präkonzeptionell**

Bezeichnet den Zeitraum vor der Empfängnis. Maßnahmen in dieser Phase dienen der Vorbereitung auf eine geplante Schwangerschaft.

**Zusammenfassung - 2. 1. Medizinische Vorsorge**

- Die allgemeine Gesundheitsuntersuchung zwischen 40-74 Jahren bewertet das 10-Jahres-Risiko für kardiovaskuläre Erkrankungen
- Bei unauffälligen Cholesterinwerten reicht eine Kontrolle alle 5 Jahre
- Die Koloskopie als Goldstandard der Darmkrebsvorsorge sollte ab 45 alle 10 Jahre durchgeführt werden
- Ab 40 wird die jährliche Mammographie zur Brustkrebsfrüherkennung standardmäßig empfohlen
- Der Pap-Test in Kombination mit HPV-Test ermöglicht Abstände von 5 Jahren
- Die Augenvorsorge sollte ab 55 Jahren im 1-3 Jahres-Rhythmus erfolgen
- Bei Übergewicht wird ab 35 Jahren alle drei Jahre ein Diabetes-Screening empfohlen
- Der pränatale zellfreie DNA-Test aus mütterlichem Blut ist ab der 10. Schwangerschaftswoche möglich
- Die Chorionzottenbiopsie (10.-12. SSW) hat ein Fehlgeburtsrisiko von 0,5-1,0%
- Die Fruchtwasseruntersuchung (15.-18. SSW) hat ein Fehlgeburtsrisiko von 0,25-0,50%
- Ein Trägerscreening vor der Schwangerschaft kann mittels Blut- oder Speicheltest rezessive Erbkrankheiten aufdecken

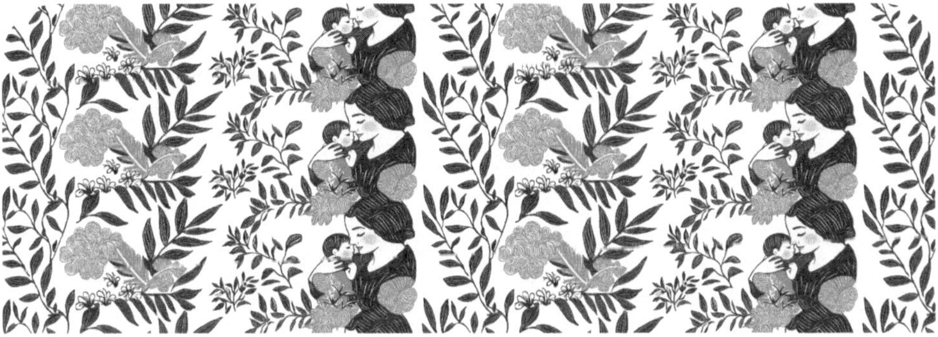

## 2. 2. Gesundheitsmanagement

Die Gesundheit werdender Eltern über 40 steht vor besonderen Herausforderungen. Wie lässt sich ein ausgewogenes Bewegungsprogramm in den oft durchgetakteten Alltag integrieren? Welche Rolle spielen berufliche Belastungen für das körperliche und mentale Wohlbefinden? Die Balance zwischen Karriere, Familie und eigener Gesundheit erfordert durchdachte Strategien und realistische Ansätze. Wissenschaftliche Erkenntnisse zeigen, dass gezielte Bewegung und effektives Stressmanagement zentrale Faktoren für eine gesunde Schwangerschaft im fortgeschrittenen Alter sind. Dabei geht es nicht um pauschale Empfehlungen, sondern um individuell angepasste Konzepte, die die spezifische Lebenssituation berücksichtigen. Die folgenden Abschnitte bieten evidenzbasierte Einblicke und praktische Lösungsansätze, wie Sie Ihre Gesundheit in dieser besonderen Lebensphase aktiv unterstützen können.

> *„Bewegungsprogramme für Eltern über 40 sollten Sturzpräventionsübungen beinhalten, die sich einfach in den Alltag integrieren lassen - zum Beispiel der Einbeinstand beim Zähneputzen.“*

## 2. 2. 1. Angepasste Bewegungsprogramme

Bewegungsprogramme für Eltern über 40 müssen individuell angepasst werden, um langfristig erfolgreich und gesundheitsfördernd zu sein. Die besonderen Anforderungen dieser Lebensphase - zwischen Beruf, Familie und eigener Gesundheit - erfordern maßgeschneiderte Ansätze, die sowohl effektiv als auch praktisch umsetzbar sind [s67]. Ein wissenschaftlich fundiertes Bewegungsprogramm kombiniert verschiedene Trainingsformen. Besonders wichtig ist das Widerstandstraining, das zwei- bis dreimal wöchentlich durchgeführt werden sollte [s68]. Dabei können Eltern beispielsweise morgens vor der Arbeit oder abends, wenn die Kinder im Bett sind, ein 30-minütiges Krafttraining absolvieren. Praktische Übungen wie Kniebeugen, Liegestütze oder Planks lassen sich gut zu Hause durchführen und benötigen wenig Equipment. Die Adhärenz - also das dauerhafte Durchhalten - wird besonders durch Gruppenformate gefördert [s67]. Ein praktischer Ansatz ist die Bildung von Eltern-Trainingsgruppen im Wohnumfeld, die sich regelmäßig zum gemeinsamen Training treffen. Dies schafft nicht nur soziale Unterstützung, sondern ermöglicht auch den wertvollen Erfahrungsaustausch zwischen Gleichgesinnten. Für ein ausgewogenes Programm ist die progressive Steigerung entscheidend [s68]. Ein Beispiel: Beginnen Sie mit zwei Sätzen à 12 Wiederholungen pro Übung und steigern Sie alle zwei Wochen entweder die Gewichte oder fügen einen weiteren Satz hinzu. Wichtig ist dabei das vorherige Aufwärmen, etwa durch 5-10 Minuten leichtes Joggen oder dynamische Dehnübungen. Die Integration von Sturzpräventionsübungen gewinnt ab 40+ zunehmend an Bedeutung [s69]. Praktische Übungen hierfür sind Einbeinstand während des Zähneputzens oder Balanceübungen beim Warten auf den Bus. Diese können problemlos in den Alltag integriert werden und verbessern nachweislich Gleichgewicht und Koordination. Ein weiterer wichtiger Aspekt ist die Vermittlung von Gesundheitswissen während des Trainings [s67]. Trainer oder Gruppenleiter sollten regelmäßig die positiven Auswirkungen der Übungen erklären - etwa wie Kniebeugen nicht nur die Beinmuskulatur stärken, sondern auch den Stoffwechsel ankurbeln und die Knochendichte verbessern. Die Gestaltung des Programms sollte die typischen Zeitfenster berufstätiger Eltern berücksichtigen. Kurze, aber intensive Trainingseinheiten von 20-30 Minuten können bereits effektiv sein. Diese lassen sich beispielsweise in der Mittagspause oder während des Kindersports durchführen. Ein vollständiges

Programm umfasst idealerweise acht bis zehn verschiedene Übungen für alle Hauptmuskelgruppen [s68]. Besonders effektiv ist die Kombination von Kraft- und Ausdauertraining. Während das Krafttraining die Muskelkraft, Knochendichte und Gelenkfunktion verbessert, unterstützt aerobes Training die Herz-Kreislauf-Gesundheit [s68]. Ein praktischer Tipp ist das "Active Parenting": Nutzen Sie Familienaktivitäten wie Radfahren, Schwimmen oder Wandern als gemeinsames Training. Die regelmäßige Überprüfung und Anpassung des Programms ist essentiell. Führen Sie ein Trainingsprotokoll und überprüfen Sie alle 4-6 Wochen Ihre Fortschritte. Dies motiviert nicht nur, sondern hilft auch bei der gezielten Weiterentwicklung des Programms. Für nachhaltige Erfolge ist die soziale Komponente nicht zu unterschätzen [s67]. Organisieren Sie Familien-Fitness-Events oder gründen Sie eine Eltern-Sport-Gruppe in der Nachbarschaft. Der Austausch mit anderen und die gegenseitige Motivation können entscheidend zum langfristigen Erfolg beitragen.

### Glossar

**Adhärenz**

Medizinischer Fachbegriff für die Therapietreue eines Patienten. Beschreibt, wie genau sich jemand an einen vereinbarten Behandlungsplan oder ein Trainingsprogramm hält und diesen eigenverantwortlich umsetzt.

## 2. 2. 2. Umgang mit beruflichen Belastungen

Berufliche Belastungen stellen für Eltern über 40 eine besondere Herausforderung dar, da sie häufig multiple Rollen und Verantwortlichkeiten jonglieren müssen [s70]. Die Kombination aus beruflichen Anforderungen, Kindererziehung und möglicherweise auch der Pflege älterer Angehöriger kann zu einem erheblichen Rollenstress führen [s71]. Ein effektives Stressmanagement beginnt mit der Erkennung der individuellen Belastungsfaktoren. Hierfür eignet sich beispielsweise das Führen eines Stresstagebuchs über zwei Wochen, in dem Situationen, Gefühle und körperliche Reaktionen dokumentiert werden. Dies ermöglicht es, Belastungsmuster zu identifizieren und gezielt gegenzusteuern [s72]. Besonders Frauen in der Lebensmitte berichten von der Herausforderung, verschiedene Lebensbereiche zu balancieren [s70]. Ein praktischer Ansatz ist die Implementierung klarer Grenzen zwischen Arbeit und Privatleben. Dies kann bedeuten, nach Arbeitsende keine beruflichen E-Mails mehr zu checken oder feste Familienzeiten einzuplanen, die nicht durch berufliche Verpflichtungen unterbrochen werden.

Die Entwicklung von <u>Resilienz</u> spielt eine zentrale Rolle [s72]. Achtsamkeitsübungen, die sich gut in den Arbeitsalltag integrieren lassen, können dabei helfen. Zum Beispiel:
- Drei tiefe Atemzüge vor wichtigen Meetings
- Bewusstes Wahrnehmen der Umgebung während der Mittagspause
- Kurze Meditation am Arbeitsplatz (5-10 Minuten)

Ein wichtiger Aspekt ist auch die Vorsorge für die berufliche Zukunft. Sogenannte Midlife MOTs (Mot = Ministry of Transport Test) bieten die Möglichkeit, dic eigene berufliche Situation zu reflektieren und Anpassungen vorzunehmen [s73]. Dies kann beispielsweise bedeuten:
- Weiterbildungsmöglichkeiten zu erkunden
- Arbeitszeiten neu zu strukturieren
- Alternative Karrierewege zu planen

Die körperlichen Auswirkungen von Stress dürfen nicht unterschätzt werden. Studien zeigen einen direkten Zusammenhang zwischen beruflicher Belastung und gastrointestinalen Beschwerden [s74]. Präventive Maßnahmen können sein:
- Regelmäßige Pausen einlegen
- Auf eine ausgewogene Ernährung achten
- Ausreichend Wasser trinken
- Bewegung in den Arbeitsalltag integrieren

Besonders in medizinischen Berufen zeigt sich, dass negative Arbeitsumgebungen und Burnout-Risiken auch im späteren Karriereverlauf relevant bleiben [s75]. Hier ist es wichtig, aktiv Unterstützungsnetzwerke aufzubauen und zu pflegen. Dies kann durch:
- Mentoring-Programme
- Kollegiale Beratung
- Supervision
- Teilnahme an Berufsverbänden erfolgen

Die Integration von Berufs- und Familienleben erfordert oft kreative Lösungen [s75]. Beispiele für praktische Strategien sind:
- Job-Sharing-Modelle
- Flexible Arbeitszeiten

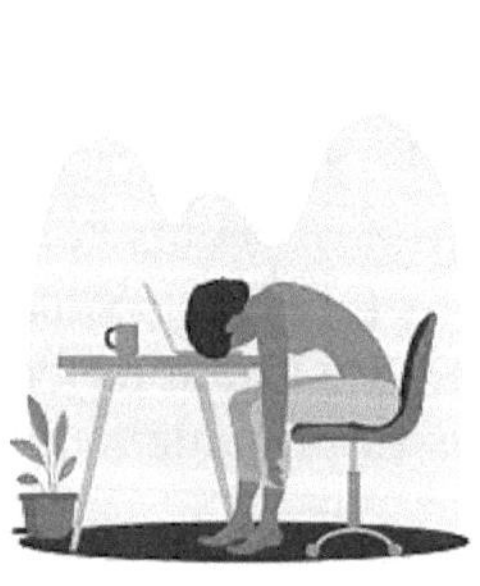

*Burnout* [i5]

- Home-Office-Tage
- Komprimierte Arbeitswoche

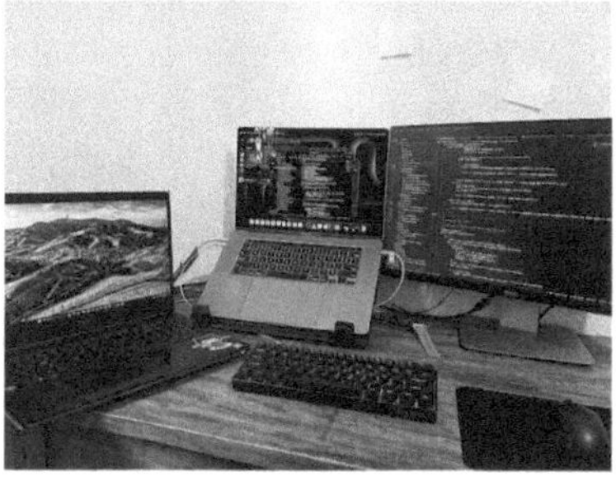

*Home-Office* [i6]

Für junge Erwachsene, die zusätzlich Pflegeverantwortung übernehmen, ist es besonders wichtig, realistische Erwartungen zu setzen [s71]. Hilfreiche Ansätze sind:
- Priorisierung der wichtigsten Aufgaben
- Delegation von Verantwortlichkeiten
- Nutzung von Unterstützungsangeboten
- Regelmäßige "Zeit für sich selbst"

Die Entwicklung individueller Stressbewältigungsstrategien sollte durch professionelle Beratung unterstützt werden [s72]. In Gruppensitzungen können Betroffene voneinander lernen und sich gegenseitig stärken. Praktische Übungen zur Stressreduktion, wie progressive Muskelentspannung oder Visualisierungstechniken, lassen sich gut in den Arbeitsalltag integrieren. Ein ganzheitlicher Ansatz zur Bewältigung beruflicher Belastungen berücksichtigt auch die langfristige Perspektive [s73]. Dazu gehört die regelmäßige Überprüfung der Work-Life-Balance und gegebenenfalls die Anpassung der beruflichen Ziele an veränderte Lebensumstände.

## Glossar

**Gastrointestinal**

Bezieht sich auf den Magen-Darm-Trakt und alle damit verbundenen Verdauungsorgane. Umfasst den gesamten Weg der Nahrung von der Aufnahme bis zur Ausscheidung.

**Resilienz**

Die psychische Widerstandsfähigkeit, die es Menschen ermöglicht, Krisen und schwierige Situationen ohne anhaltende Beeinträchtigungen zu überstehen. Sie kann durch gezielte Übungen und Erfahrungen gestärkt werden.

**Supervision**

Eine Form der beruflichen Beratung, bei der ein ausgebildeter Supervisor Einzelpersonen oder Teams hilft, berufliche Situationen zu reflektieren und Lösungen zu entwickeln.

**Zusammenfassung - 2. 2. Gesundheitsmanagement**

- Wissenschaftlich fundierte Bewegungsprogramme für 40+ kombinieren Widerstands- und Ausdauertraining mit 2-3 Einheiten pro Woche.
- Sturzpräventionsübungen gewinnen ab 40+ signifikant an Bedeutung und können in Alltagsaktivitäten integriert werden.
- Die Adhärenz wird besonders durch Gruppenformate und soziale Unterstützung in Trainingsgruppen gefördert.
- Progressive Steigerung mit initial zwei Sätzen à 12 Wiederholungen ist für den Trainingserfolg entscheidend.
- Kurze, intensive 20-30-minütige Trainingseinheiten können bereits effektiv sein und lassen sich in Arbeitspausen integrieren.
- Multiple Rollen und Verantwortlichkeiten führen bei 40+ Eltern häufig zu erhöhtem Rollenstress.
- Midlife MOTs bieten strukturierte Möglichkeiten zur beruflichen Neuorientierung und Anpassung.
- Studien zeigen direkte Korrelationen zwischen beruflicher Belastung und gastrointestinalen Beschwerden.
- Supervision und Mentoring-Programme bleiben auch im späteren Karriereverlauf relevant für die Burnout-Prävention.
- Die Integration von Berufs- und Familienleben wird durch Job-Sharing-Modelle und komprimierte Arbeitswochen optimiert.

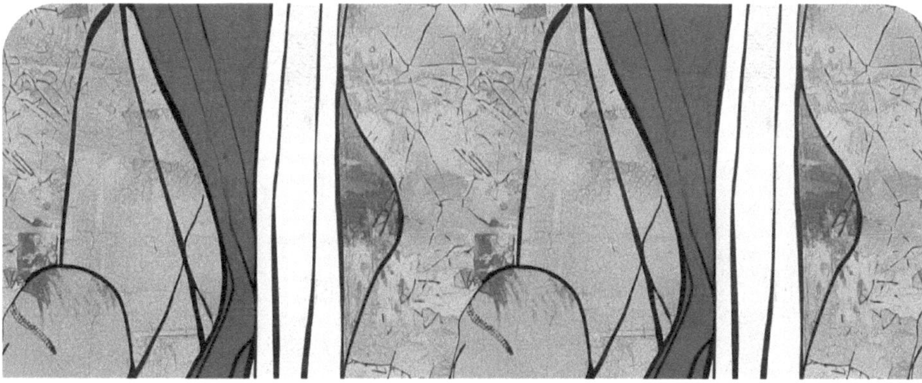

## 2. 3. Besondere Herausforderungen

Eine Schwangerschaft nach dem 40. Lebensjahr bringt spezifische medizinische Herausforderungen mit sich, die besondere Aufmerksamkeit und Vorsorge erfordern. Wie können diese Risiken effektiv minimiert werden? Welche präventiven Maßnahmen sind wissenschaftlich fundiert und welche Rolle spielt dabei die interdisziplinäre Zusammenarbeit verschiedener medizinischer Fachrichtungen? Die zwei Hauptaspekte, die bei späten Schwangerschaften besonders im Fokus stehen, sind das erhöhte Risiko für Schwangerschaftsdiabetes und die optimale Funktion der Plazenta. Beide Faktoren haben weitreichende Auswirkungen auf die Gesundheit von Mutter und Kind. Was bedeutet das konkret für die medizinische Betreuung und den Alltag der werdenden Mutter? Die gute Nachricht ist: Durch frühzeitige Intervention und gezielte Präventionsstrategien lassen sich viele dieser Herausforderungen erfolgreich bewältigen. Die folgenden Abschnitte zeigen auf, welche evidenzbasierten Maßnahmen zur Verfügung stehen und wie sie optimal eingesetzt werden können.

*„Bei Schwangerschaften ab 40 Jahren steigt das Risiko für Schwangerschaftsdiabetes deutlich an.“*

## 2. 3. 1. Schwangerschaftsdiabetes-Prophylaxe

Bei Schwangerschaften ab 40 Jahren steigt das Risiko für Schwangerschaftsdiabetes (Gestationsdiabetes) deutlich an [s76]. Diese Form des Diabetes tritt erstmals während der Schwangerschaft auf und stellt sowohl für die werdende Mutter als auch für das ungeborene Kind eine besondere Herausforderung dar. Die gute Nachricht ist: Durch gezielte Präventionsmaßnahmen lässt sich das Risiko erheblich reduzieren. Die Schwangerschaft fungiert wie ein natürlicher Stresstest für den mütterlichen Körper und kann dabei verborgene gesundheitliche Probleme ans Licht bringen [s77]. Besonders bei Frauen über 40 ist es daher ratsam, bereits vor der Schwangerschaft eine umfassende präkonzeptionelle Beratung in Anspruch zu nehmen. Dabei sollte der Blutzuckerwert im Fokus stehen - optimal ist ein HbA1c-Wert unter 6,5% [s76]. Ein ganzheitlicher Präventionsansatz umfasst mehrere Säulen: Die Ernährungsumstellung spielt eine zentrale Rolle. Eine kohlenhydratkontrollierte Ernährung hilft, den Blutzuckerspiegel stabil zu halten [s77]. In der Praxis bedeutet dies, komplexe Kohlenhydrate zu bevorzugen und Mahlzeiten über den Tag zu verteilen. Zum Beispiel eignet sich ein Frühstück aus Vollkornbrot mit proteinreichem Belag, ergänzt durch Gemüse. Zwischen den Hauptmahlzeiten können kleine Snacks wie eine Handvoll Nüsse oder ein Naturjoghurt mit Beeren den Blutzucker stabilisieren. Regelmäßige Bewegung ist der zweite wichtige Pfeiler der Prävention [s76]. Empfehlenswert sind moderate Aktivitäten wie tägliche 30-minütige Spaziergänge, Schwangerschaftsyoga oder Schwimmen. Diese Aktivitäten verbessern nicht nur die Insulinsensitivität, sondern stärken auch die allgemeine Fitness. Das Gewichtsmanagement verdient besondere Aufmerksamkeit, da Übergewicht das Risiko für Schwangerschaftsdiabetes erhöht [s76]. Idealerweise wird bereits vor der Schwangerschaft ein gesundes Gewicht angestrebt. Während der Schwangerschaft sollte die Gewichtszunahme in Absprache mit dem betreuenden Arzt kontrolliert erfolgen. Ein engmaschiges Monitoring ist unerlässlich [s76]. Regelmäßige Blutzuckerkontrollen, anfangs beim Arzt, später auch selbstständig zu Hause, ermöglichen es, frühzeitig auf Veränderungen zu reagieren. Ein Blutzuckertagebuch kann dabei helfen, Muster zu erkennen und die Ernährung entsprechend anzupassen. Die Prävention von Schwangerschaftsdiabetes ist besonders wichtig, da die Erkrankung weitreichende Folgen haben kann. Sie erhöht nicht nur das Risiko für

Schwangerschaftskomplikationen, sondern auch für spätere Diabetes- und Herz-Kreislauf-Erkrankungen bei der Mutter [s77]. Zudem besteht bei männlichen Neugeborenen ein erhöhtes Risiko für neonatale Sepsis [s78]. Ein oft unterschätzter Aspekt ist der psychologische Stress, der mit der Diagnose einhergehen kann. Die Unterstützung durch Familie und medizinisches Fachpersonal ist daher essentiell. Viele Kliniken bieten spezielle Kurse für Schwangere mit erhöhtem Diabetesrisiko an, in denen praktische Tipps zur Ernährung und Bewegung vermittelt werden. Die interprofessionelle Zusammenarbeit verschiedener Fachrichtungen - von Gynäkologen über Diabetologen bis hin zu Ernährungsberatern - gewährleistet eine optimale Betreuung [s76]. Diese Experten können individuell angepasste Präventionsstrategien entwickeln und die werdende Mutter durch die Schwangerschaft begleiten. Zusammenfassend lässt sich sagen, dass die Prävention von Schwangerschaftsdiabetes bei Frauen über 40 eine komplexe, aber durchaus zu bewältigende Aufgabe ist. Der Schlüssel zum Erfolg liegt in der frühzeitigen Intervention und der konsequenten Umsetzung der präventiven Maßnahmen im Alltag.

## Glossar

**Gestationsdiabetes**

Eine temporäre Form der Zuckerkrankheit, die durch hormonelle Veränderungen in der Plazenta ausgelöst wird und sich meist nach der Geburt wieder zurückbildet. Die Diagnose erfolgt durch einen speziellen Zuckerbelastungstest zwischen der 24. und 28. Schwangerschaftswoche.

**neonatale Sepsis**

Eine schwere Infektion des Neugeborenen in den ersten 28 Lebenstagen, die durch Bakterien, Viren oder Pilze verursacht wird und sich über die Blutbahn im ganzen Körper ausbreitet.

## 2. 3. 2. Plazentafunktion optimieren

Die optimale Funktion der Plazenta ist besonders bei Schwangerschaften ab 40 Jahren von zentraler Bedeutung, da sie als lebenswichtiges Verbindungsorgan zwischen Mutter und Kind fungiert [s79]. Eine gut funktionierende Plazenta ist entscheidend für die Versorgung des Fötus mit Nährstoffen und Sauerstoff sowie für den Abtransport von Stoffwechselprodukten. Bei der Überwachung der Plazentafunktion spielen verschiedene Warnsignale eine wichtige Rolle. Dazu gehören ein verlangsamtes fetales Wachstum oder reduzierte Kindsbewegungen [s79]. Werdende Mütter sollten daher ein Bewegungstagebuch führen und täglich auf die Aktivitätsmuster ihres ungeborenen Kindes achten. Als Faustregel gilt: Mindestens 10 spürbare Bewegungen innerhalb von 2 Stunden sind normal. Bei deutlich weniger Bewegungen sollte umgehend die Hebamme oder der Gynäkologe kontaktiert werden. Die Plazentafunktion kann durch verschiedene präventive Maßnahmen unterstützt werden. Eine zentrale Rolle spielt dabei die Einnahme von niedrig dosiertem Aspirin zur Prävention von Präeklampsie [s80]. Diese Prophylaxe sollte idealerweise vor der 16. Schwangerschaftswoche beginnen, um das Risiko von Schwangerschaftshypertonie signifikant zu reduzieren [s81]. Die typische Dosierung beträgt 100mg täglich, die Einnahme erfolgt am besten abends. Besondere Aufmerksamkeit verdient die Nährstoffversorgung. Eine ausgewogene Ernährung mit ausreichend Mikronährstoffen unterstützt die optimale Plazentafunktion [s82]. In der Praxis bedeutet dies, täglich verschiedenfarbiges Gemüse und Obst zu verzehren, hochwertiges Eiweiß aufzunehmen und auf eine ausreichende Flüssigkeitszufuhr zu achten. Ein Ernährungsprotokoll kann dabei helfen, die Versorgung mit wichtigen Nährstoffen im Blick zu behalten. Die regelmäßige Kontrolle des Blutdrucks ist ein weiterer wichtiger Aspekt, da hypertensive Störungen die Plazentafunktion beeinträchtigen können [s81]. Idealerweise sollte der Blutdruck täglich zur gleichen Zeit gemessen und dokumentiert werden. Werte über 140/90 mmHg sollten ärztlich abgeklärt werden. Ein oft unterschätzter Faktor ist der Einfluss von chronischem Stress auf die Plazentafunktion [s80]. Entspannungstechniken wie progressive Muskelentspannung oder geführte Meditationen können helfen, den Stresslevel zu reduzieren. Auch regelmäßige, moderate Bewegung wie Schwangerschaftsyoga oder Schwimmen wirkt sich positiv auf die

Durchblutung der Plazenta aus. Die Entwicklung der Plazentafunktion sollte durch regelmäßige Vorsorgeuntersuchungen überwacht werden. Moderne Ultraschalluntersuchungen ermöglichen es, die Durchblutung der Plazenta zu beurteilen und frühzeitig Auffälligkeiten zu erkennen [s80]. Diese Untersuchungen sollten bei Schwangeren über 40 in kürzeren Abständen erfolgen als bei jüngeren Frauen. Ein interdisziplinärer Ansatz in der Betreuung ist besonders wichtig. Die Zusammenarbeit von Gynäkologen, Hebammen und bei Bedarf weiteren Fachärzten ermöglicht eine optimale Überwachung und schnelle Reaktion auf Veränderungen [s80]. Viele Kliniken bieten spezielle Sprechstunden für Risikoschwangerschaften an, die eine engmaschige Betreuung gewährleisten. Die Optimierung der Plazentafunktion ist ein dynamischer Prozess, der kontinuierliche Aufmerksamkeit erfordert. Durch die Kombination verschiedener präventiver Maßnahmen und regelmäßiger Überwachung können Risiken minimiert und die Chancen auf einen positiven Schwangerschaftsverlauf erhöht werden [s81]. Dabei ist es wichtig, dass werdende Mütter über 40 aktiv in diesen Prozess eingebunden sind und die empfohlenen Maßnahmen konsequent umsetzen.

## Glossar

**Fötus**

Bezeichnung für das ungeborene Kind ab der 9. Schwangerschaftswoche bis zur Geburt. In dieser Phase entwickeln sich alle wichtigen Organsysteme und das Kind nimmt menschliche Züge an.

**Gynäkologe**

Ein Facharzt für Frauenheilkunde, der sich auf die Behandlung von Erkrankungen und Beschwerden der weiblichen Geschlechtsorgane sowie die Betreuung während Schwangerschaft und Geburt spezialisiert hat.

**Plazenta**

Ein temporäres Organ, das sich während der Schwangerschaft in der Gebärmutter entwickelt. Es besteht aus fetalem und mütterlichem Gewebe und hat eine durchschnittliche Größe von 15-20 cm und ein Gewicht von etwa 500-600 Gramm bei der Geburt.

**Präeklampsie**

Eine schwangerschaftsspezifische Erkrankung, die sich typischerweise nach der 20. Schwangerschaftswoche entwickelt und durch eine Störung der Blutgefäßbildung in der Plazenta gekennzeichnet ist. Unbehandelt kann sie zu lebensbedrohlichen Komplikationen führen.

**Zusammenfassung - 2. 3. Besondere Herausforderungen**

- Das Risiko für Schwangerschaftsdiabetes steigt bei Frauen über 40 signifikant an.
- Ein HbA1c-Wert unter 6,5% sollte vor der Schwangerschaft angestrebt werden.
- Männliche Neugeborene diabetischer Mütter haben ein erhöhtes Risiko für neonatale Sepsis.
- Die Schwangerschaft fungiert als natürlicher Stresstest für verborgene Stoffwechselprobleme.
- Niedrig dosiertes Aspirin sollte vor der 16. Schwangerschaftswoche zur Präeklampsie-Prophylaxe begonnen werden.
- Die typische Aspirin-Prophylaxe erfolgt mit 100mg täglich am Abend.
- Chronischer Stress hat direkten Einfluss auf die Plazentafunktion.
- Die Plazentadurchblutung kann mittels moderner Ultraschallverfahren präzise beurteilt werden.
- Als Normwert gelten mindestens 10 spürbare Kindsbewegungen innerhalb von 2 Stunden.
- Blutdruckwerte über 140/90 mmHg erfordern bei Schwangeren über 40 sofortige ärztliche Abklärung.

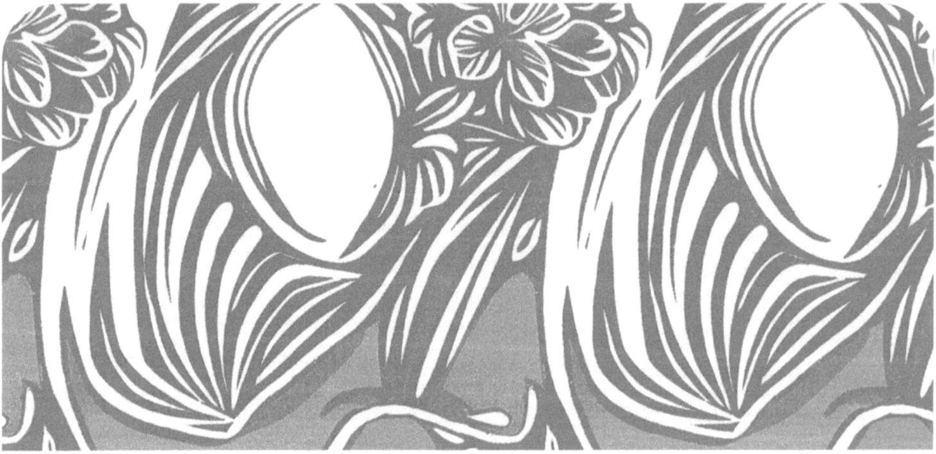

**Rückblick - 2. Schwangerschaft im fortgeschrittenen Alter**

- Das Risiko für Schwangerschaftsdiabetes steigt bei Frauen über 40 deutlich an, lässt sich aber durch gezielte Prävention reduzieren.
- Die Plazentafunktion erfordert bei späten Schwangerschaften besondere Aufmerksamkeit - mindestens 10 spürbare Kindsbewegungen innerhalb von 2 Stunden gelten als normal.
- Niedrig dosiertes Aspirin sollte zur Präeklampsie-Prophylaxe idealerweise vor der 16. Schwangerschaftswoche begonnen werden.
- Die genetische Beratung gewinnt ab 40 Jahren zunehmend an Bedeutung - der pränatale zellfreie DNA-Test aus mütterlichem Blut ermöglicht bereits ab der 10. SSW präzise Aussagen.
- Chorionzottenbiopsie (10.-12. SSW) und Fruchtwasseruntersuchung (15.-18. SSW) bergen ein geringes Fehlgeburtsrisiko von 0,5-1,0% bzw. 0,25-0,50%.
- Die allgemeine Gesundheitsvorsorge sollte ab 40 systematisch erfolgen - besonders wichtig sind regelmäßige Kontrollen von Blutdruck, Cholesterin und Augen.
- Krafttraining sollte zwei- bis dreimal wöchentlich mit 8-10 Übungen für alle Hauptmuskelgruppen durchgeführt werden.
- Berufliche Belastungen erfordern klare Grenzen zwischen Arbeit und Privatleben sowie den Aufbau von Resilienz durch Achtsamkeitsübungen.
- Die interprofessionelle Zusammenarbeit verschiedener Fachrichtungen ist für eine optimale Betreuung unerlässlich.
- Während die vorgeburtliche Zeit besondere Aufmerksamkeit erfordert, stellen sich werdenden Eltern über 40 ganz neue Herausforderungen, wenn es um die Geburt und das Wochenbett geht.

# 3. Geburt und Wochenbett

Die Geburt eines Kindes und die ersten Wochen danach sind für alle Eltern eine Zeit intensiver Veränderungen und neuer Erfahrungen. Doch was bedeutet es, wenn dieser Lebensabschnitt erst mit 40 oder später beginnt? Welche besonderen medizinischen Aspekte gilt es zu beachten? Und wie können sich werdende Eltern optimal auf die körperlichen und emotionalen Herausforderungen vorbereiten? Die späte Elternschaft bringt sowohl Chancen als auch spezifische Herausforderungen mit sich. Während die Lebenserfahrung und oft gefestigte soziale wie finanzielle Situation viele Vorteile bieten, erfordern die körperlichen Aspekte von Geburt und Wochenbett besondere Aufmerksamkeit. Eine sorgfältige Vorbereitung und das Wissen um die eigenen Bedürfnisse sind dabei zentrale Erfolgsfaktoren. Dieses Kapitel beleuchtet evidenzbasiert die wichtigsten Aspekte rund um Geburt und Wochenbett ab 40 - von verschiedenen Geburtsmöglichkeiten über die körperliche Regeneration bis hin zur partnerschaftlichen Unterstützung. Die folgenden Seiten bieten Ihnen konkrete Handlungsempfehlungen für einen gelungenen Start in die späte Elternschaft.

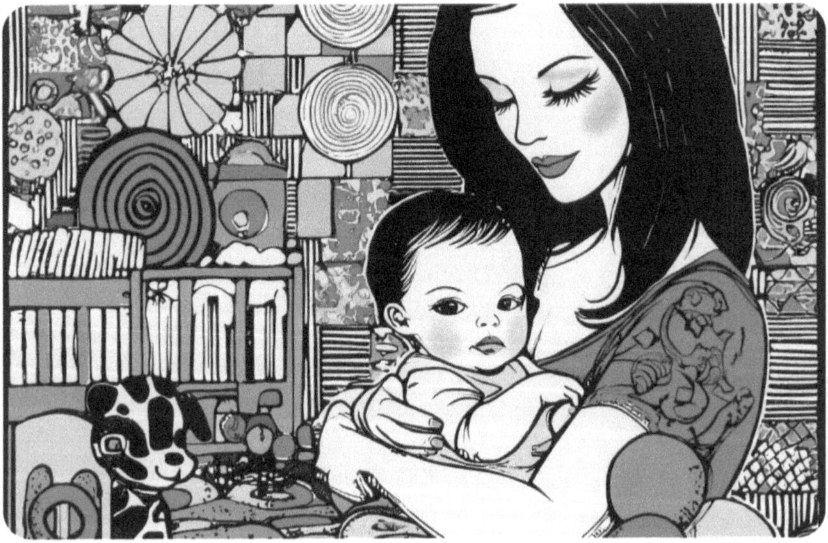

## 3. 1. Geburtsplanung

Die Planung der Geburt ist ein zentraler Aspekt der Schwangerschaft - besonders für werdende Eltern über 40. Doch welche Besonderheiten gilt es dabei zu beachten? Wie unterscheiden sich die Geburtsmöglichkeiten von denen jüngerer Mütter? Und welche medizinischen Faktoren spielen eine entscheidende Rolle bei der Wahl des Geburtsmodus? Die deutlich gestiegene Zahl später Schwangerschaften hat zu einem besseren Verständnis der spezifischen Bedürfnisse und Risiken dieser Altersgruppe geführt. Während einige Frauen über 40 problemlos vaginal entbinden, benötigen andere eine intensivere medizinische Betreuung oder einen geplanten Kaiserschnitt. Die Entscheidung für den individuell besten Geburtsweg erfordert eine sorgfältige Abwägung verschiedener Faktoren - von der persönlichen gesundheitlichen Situation bis hin zu den Empfehlungen des betreuenden medizinischen Teams. Eine gut durchdachte Geburtsplanung kann maßgeblich zum positiven Verlauf der Geburt beitragen. Die folgenden Informationen helfen Ihnen, die verschiedenen Optionen zu verstehen und gemeinsam mit Ihren Ärzten die für Sie optimale Entscheidung zu treffen.

*„Die Zahl der Frauen, die sich für eine späte Mutterschaft entscheiden, ist in den letzten fünf Jahrzehnten um 900% bei Geburten nach 35 Jahren gestiegen.“*

### 3. 1. 1. Geburtsmöglichkeiten ab 40

Die Entscheidung für eine Schwangerschaft ab 40 erfordert eine sorgfältige Planung und umfassende medizinische Betreuung. Die Zahl der Frauen, die sich für eine späte Mutterschaft entscheiden, ist in den letzten Jahrzehnten deutlich gestiegen - mit einer Zunahme von 900% bei Geburten nach 35 Jahren in den letzten fünf Jahrzehnten [s83]. Bei der Geburtsplanung ab 40 ist eine frühzeitige Beratung durch einen reproduktionsendokrinologen empfehlenswert [s84]. Dies ermöglicht eine realistische Einschätzung der individuellen Fruchtbarkeitssituation und die Besprechung möglicher Unterstützungsoptionen. Beispielsweise können Techniken wie die kryokonservierung von Eizellen oder Embryonen in Betracht gezogen werden, wenn eine Schwangerschaft erst zu einem späteren Zeitpunkt geplant ist. Die Schwangerschaftsbetreuung gestaltet sich bei Frauen ab 40 intensiver. Medizinische Fachkräfte empfehlen eine engmaschigere Überwachung, besonders ab der 38. Schwangerschaftswoche [s85]. Ein praktischer Tipp ist die Erstellung eines detaillierten Geburtsplans in enger Abstimmung mit dem betreuenden medizinischen Team. Dieser sollte verschiedene Szenarien berücksichtigen, da das Risiko für Komplikationen wie praeeklampsie oder Plazenta previa erhöht ist [s86]. Bezüglich des Geburtsmodus zeigen Studien, dass bei Erstgebärenden über 40 die Wahrscheinlichkeit für einen Kaiserschnitt höher liegt [s86]. Es ist ratsam, sich frühzeitig mit beiden Geburtsmöglichkeiten - vaginal und Kaiserschnitt - auseinanderzusetzen und die jeweiligen Vor- und Nachteile mit dem Geburtsteam zu besprechen.

Die Geburtseinleitung wird bei Schwangeren ab 40 Jahren häufig früher in Betracht gezogen, typischerweise um die 39.-40. Schwangerschaftswoche [s85]. Neben medikamentösen Methoden stehen auch natürliche Einleitungsmöglichkeiten zur Verfügung, wie beispielsweise die "Stretch and Sweep"-Methode oder Akupunktur. Eine individuelle Entscheidung sollte basierend auf dem persönlichen Gesundheitszustand und den spezifischen Risikofaktoren getroffen werden. Wichtig zu beachten ist auch die Zeit vor der geplanten Schwangerschaft. Frauen über 40 sollten weiterhin zuverlässige Verhütungsmethoden verwenden, bis sie definitiv schwanger werden möchten, da etwa die Hälfte der Schwangerschaften in dieser Altersgruppe ungewollt sind [s87]. Ein ausführliches Beratungsgespräch mit dem Gynäkologen kann helfen, die passende Verhütungsmethode zu finden. Die erhöhten gesundheitlichen Risiken bei einer Schwangerschaft ab 40 [s88] machen eine gründliche Vorsorge unerlässlich. Es empfiehlt sich, bereits vor der Konzeption einen umfassenden Gesundheitscheck durchführen zu lassen und bestehende Vorerkrankungen optimal einzustellen. Regelmäßige Vorsorgeuntersuchungen während der Schwangerschaft, einschließlich genetischer Screenings, sollten selbstverständlich sein. Trotz der medizinischen Herausforderungen haben ältere Mütter oft soziale und wirtschaftliche Vorteile, die sich positiv auf die Schwangerschaft und die spätere Kinderbetreuung auswirken können [s83]. Eine stabile Lebenssituation, finanzielle Sicherheit und Lebenserfahrung können wichtige unterstützende Faktoren sein. Die Statistiken zeigen einen deutlichen Zusammenhang zwischen dem Alter der Mutter und dem Auftreten von Schwangerschaftskomplikationen. Frauen zwischen 40 und 44 Jahren haben ein um 17% erhöhtes Risiko für multiple Komplikationen im Vergleich zu Frauen zwischen 35 und 39 Jahren [s89]. Diese Zahlen unterstreichen die Bedeutung einer engmaschigen medizinischen Betreuung und sorgfältigen Geburtsplanung.

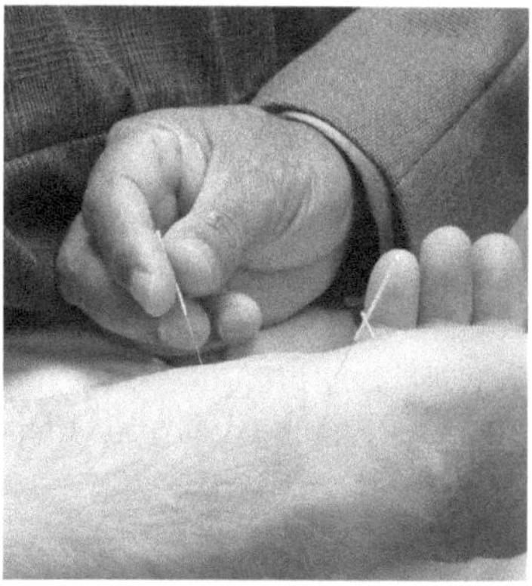

*Akupunktur* [i7]

### 3. 1. 2. Kaiserschnitt-Indikationen

Bei der Entscheidung für einen Kaiserschnitt unterscheiden Mediziner zwischen absoluten und relativen Indikationen, wobei besonders bei Schwangeren über 40 Jahren bestimmte Faktoren verstärkt ins Gewicht fallen. Ein Kaiserschnitt kann in bestimmten Situationen eine lebensrettende Intervention für Mutter, Kind oder beide darstellen [s90]. Zu den häufigsten medizinischen Indikationen zählen kritische Situationen für das Kind, ein Missverhältnis zwischen kindlichem Kopf und mütterlichem Becken sowie vorherige Operationen an der Gebärmutter. Auch eine abnormale Kindslage, vorzeitige Plazentalösung oder Mehrlingsschwangerschaften können einen Kaiserschnitt erforderlich machen [s91]. Bei Frauen über 40 treten dabei häufiger Fehllagen (Malpräsentationen) auf, die einen Kaiserschnitt ohne vorherige Wehentätigkeit notwendig machen [s92]. Interessanterweise zeigen Studien, dass die Rate der medizinisch indizierten Kaiserschnitte über die Jahre relativ stabil geblieben ist, während die Rate der Kaiserschnitte ohne klare medizinische Indikation deutlich zurückging [s91]. Bei Frauen ab 45 Jahren liegt die Rate der rein elektiven Kaiserschnitte bei etwa 20,2% [s93]. Ein besonderer Fall sind Frauen mit vorangegangenem Kaiserschnitt. Hier bietet sich unter bestimmten Voraussetzungen die Möglichkeit einer vaginalen Geburt nach Kaiserschnitt (TOLAC - Trial of Labor After Cesarean) an. Die Erfolgsquoten sind mit 91,3% erstaunlich hoch [s94]. Allerdings sollten Faktoren wie eine Schwangerschaftsdauer von 40 oder mehr Wochen und ein vorzeitiger Blasensprung bei der Entscheidungsfindung berücksichtigt werden, da diese mit einem erhöhten Risiko für ein Scheitern des TOLAC verbunden sind [s94]. Bezüglich der Komplikationsraten zeigt sich, dass moderate Blutungen bei elektiven und Not-Kaiserschnitten etwa dreimal häufiger auftreten als bei natürlichen Geburten ohne Komplikationen [s95]. Bei älteren Schwangeren tritt zudem häufiger ein Geburtsstillstand oder fetaler Stress auf, unabhängig davon, ob die Wehen spontan einsetzen oder eingeleitet werden [s92]. Für werdende Eltern über 40 ist es besonders wichtig, sich frühzeitig mit dem Thema Kaiserschnitt auseinanderzusetzen. Ein praktischer Ansatz ist das Erstellen einer detaillierten Präferenzliste gemeinsam mit dem behandelnden Ärzteteam. Diese sollte sowohl die persönlichen Wünsche als auch medizinische Faktoren berücksichtigen. Empfehlenswert ist auch die Teilnahme an speziellen Geburtsvorbereitungskursen, die gezielt auf die Besonderheiten einer

Kaiserschnittgeburt eingehen. Die Entscheidung für oder gegen einen elektiven Kaiserschnitt sollte immer individuell und nach ausführlicher Beratung getroffen werden. Dabei spielen nicht nur medizinische Indikationen eine Rolle, sondern auch persönliche Faktoren wie vorherige Geburtserfahrungen, psychische Belastbarkeit und die familiäre Situation. Ein offener Dialog mit dem betreuenden medizinischen Team ist dabei unerlässlich. Besonders wichtig ist die Vorbereitung auf einen möglichen Not-Kaiserschnitt, da dieser bei älteren Gebärenden häufiger notwendig wird. Eine mentale und praktische Vorbereitung kann helfen, in einer solchen Situation gelassener zu reagieren. Dazu gehört auch das Packen einer separaten Kliniktasche mit spezifischen Utensilien für einen Kaiserschnitt, wie beispielsweise bequeme, hochgeschnittene Unterwäsche und lose sitzende Kleidung.

## Glossar

**Fetaler Stress**
Eine Situation, in der das ungeborene Kind während der Schwangerschaft oder Geburt unter Belastung steht, meist erkennbar an Veränderungen der Herzfrequenz oder verminderten Bewegungen.

**Malpräsentation**
Bezeichnet eine ungünstige Lage des Kindes im Mutterleib, wie zum Beispiel Quer-, Schräg- oder Steißlage. Diese Lagen können die natürliche Geburt erschweren oder unmöglich machen.

**TOLAC**
Ein medizinisches Verfahren, bei dem nach einem früheren Kaiserschnitt eine natürliche Geburt angestrebt wird. Dies erfordert eine besonders intensive Überwachung und spezielle Vorsichtsmaßnahmen während der Geburt.

**Zusammenfassung - 3. 1. Geburtsplanung**

- Die Zahl der Geburten nach 35 Jahren stieg in den letzten fünf Jahrzehnten um 900%
- Kryokonservierung von Eizellen oder Embryonen ist eine Option für spätere Schwangerschaften
- Ab der 38. Schwangerschaftswoche wird eine engmaschigere Überwachung empfohlen
- Die Wahrscheinlichkeit für einen Kaiserschnitt liegt bei Erstgebärenden über 40 deutlich höher
- Geburtseinleitungen werden typischerweise um die 39.-40. Schwangerschaftswoche durchgeführt
- Etwa die Hälfte der Schwangerschaften über 40 sind ungewollt
- Frauen zwischen 40-44 haben ein 17% höheres Risiko für multiple Komplikationen als 35-39-Jährige
- Bei Frauen ab 45 Jahren liegt die Rate der rein elektiven Kaiserschnitte bei 20,2%
- Die Erfolgsquote für vaginale Geburten nach Kaiserschnitt (TOLAC) beträgt 91,3%
- Moderate Blutungen treten bei Kaiserschnitten dreimal häufiger auf als bei natürlichen Geburten
- Malpraesentationen (Fehllagen) sind bei Frauen über 40 häufiger und erfordern oft einen Kaiserschnitt ohne vorherige Wehen

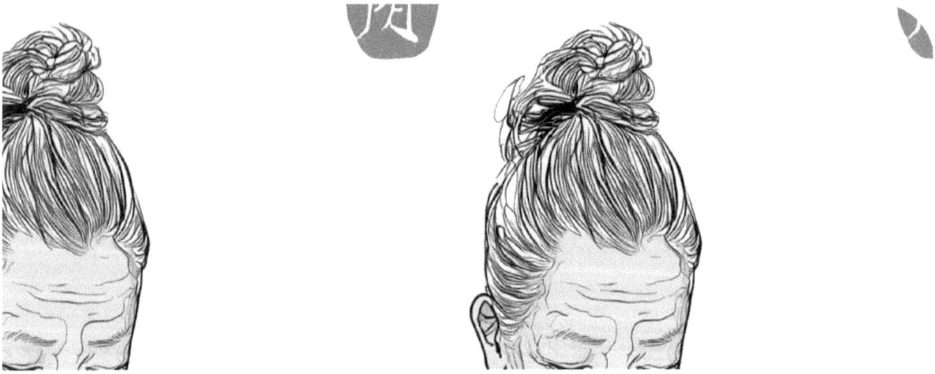

## 3. 2. Wochenbettbetreuung

Die Zeit nach der Geburt stellt Eltern vor besondere Herausforderungen - physisch wie emotional. Wie gestaltet sich die körperliche Regeneration nach einer Entbindung im fortgeschrittenen Alter? Welche Besonderheiten gilt es beim Stillen zu beachten? Und welche Unterstützungsmöglichkeiten stehen frischgebackenen Eltern über 40 zur Verfügung? Das Wochenbett, auch als "viertes Trimester" bezeichnet, umfasst die ersten sechs bis acht Wochen nach der Geburt. In dieser Phase durchläuft der Körper intensive Heilungs- und Anpassungsprozesse, während gleichzeitig die Versorgung des Neugeborenen sichergestellt werden muss. Besonders bei einer späten Elternschaft können dabei spezifische Aspekte eine Rolle spielen, die eine angepasste Betreuung und Nachsorge erfordern. Die folgenden Abschnitte bieten einen detaillierten Einblick in die verschiedenen Facetten der Wochenbettbetreuung und zeigen auf, wie Sie diese wichtige Lebensphase optimal gestalten können.

> *„Die ersten 42 Tage nach der Entbindung, auch als viertes Trimester bezeichnet, sind für die körperliche Regeneration von entscheidender Bedeutung.“*

## 3. 2. 1. Körperliche Regeneration

Die körperliche Regeneration nach einer Geburt ist ein komplexer Prozess, der besonders bei Eltern über 40 besondere Aufmerksamkeit erfordert. Die ersten 42 Tage nach der Entbindung, auch als "viertes Trimester" bezeichnet, sind dabei von entscheidender Bedeutung [s96]. In dieser Zeit durchläuft der Körper intensive Heilungs- und Anpassungsprozesse, die individuell sehr unterschiedlich verlaufen können. Nach einer vaginalen Geburt benötigt der Körper typischerweise drei bis sechs Wochen für die grundlegende Regeneration, wobei diese Zeitspanne sich bei einem Dammschnitt oder Geburtsverletzungen verlängern kann [s97]. Besonders wichtig ist in dieser Phase die sorgfältige Pflege des Dammbereichs. Praktische Maßnahmen wie regelmäßiges Spülen mit lauwarmem Wasser nach jedem Toilettengang und das Auflegen von kühlenden Kompressen können den Heilungsprozess unterstützen. Bei einem Kaiserschnitt erstreckt sich die Regenerationsphase meist über vier bis sechs Wochen, wobei die ersten Tage im Krankenhaus verbracht werden [s97]. Die Narbenversorgung spielt hier eine zentrale Rolle: Die Wunde sollte trocken und sauber gehalten werden, wobei sanfte Bewegungen die Heilung fördern können. Ein praktischer Tipp ist das Abstützen des Bauches mit einem Kissen beim Husten oder Niesen, um die Naht zu entlasten. Ein wichtiger Aspekt der körperlichen Regeneration ist die postpartale Blutung (Lochia), die bis zu sechs Wochen andauern kann [s97]. Diese ist ein normaler Teil des Heilungsprozesses, sollte aber aufmerksam beobachtet werden. Bei der Hygiene empfiehlt sich der regelmäßige Wechsel von Dammbinden und das Vermeiden von Tampons. Besondere Aufmerksamkeit verdient die Beckenbodenmuskulatur, da vaginale Entbindungen mit geburtshilflichen Verletzungen das Risiko für einen späteren Beckenorganvorfall erhöhen können [s98]. Gezielte Übungen zur Stärkung des Beckenbodens, wie die Kegel-Übungen, sollten bereits in den ersten Tagen nach der Geburt sanft begonnen werden [s97]. Ein praktischer Ansatz ist es, diese Übungen in den Alltag zu integrieren, beispielsweise beim Stillen oder während des Händewaschens. Die Ernährung spielt eine zentrale Rolle bei der Regeneration. Eine ausgewogene, nährstoffreiche Kost und ausreichende Flüssigkeitszufuhr sind essentiell, um Müdigkeit entgegenzuwirken und Verstopfungen vorzubeugen [s97]. Praktische Empfehlungen sind das Bereitstellen einer Wasserflasche beim Stillen und das Vorbereiten kleiner, leicht zugänglicher Mahlzeiten.

Ein oft unterschätzter Aspekt ist die Bedeutung der postpartalen Versorgung für die Überwachung der Gesundheit [s99]. Regelmäßige Kontrollen durch Hebammen oder Ärzte sind wichtig, um mögliche Komplikationen frühzeitig zu erkennen. Besonders bei Eltern über 40 ist die Kenntnis von Warnsignalen wichtig, da das Risiko für Komplikationen erhöht sein kann [s96]. Die Nutzung digitaler Unterstützungsangebote, wie spezieller Apps oder Chatbots, kann dabei helfen, wichtige Informationen zur Regeneration und zu Warnsignalen jederzeit verfügbar zu haben [s96]. Diese können besonders in den ersten Wochen eine wertvolle Ergänzung zur professionellen Betreuung darstellen. Ein weiterer wichtiger Aspekt ist die ausreichende Ruhe und Erholung. Praktische Strategien hierfür sind das Schlafen, wenn das Baby schläft, und die Organisation von Unterstützung durch Familie oder Freunde für alltägliche Aufgaben. Dabei sollte die körperliche Aktivität langsam und den individuellen Möglichkeiten entsprechend gesteigert werden. Die gesundheitliche Nachsorge sollte idealerweise über die unmittelbare postpartale Phase hinausgehen [s99], da sich einige Aspekte der körperlichen Regeneration über mehrere Monate erstrecken können. Dies ist besonders wichtig für die langfristige Gesundheit und das Wohlbefinden der Mutter.

## Glossar

**Beckenorganvorfall**
Eine Absenkung von Beckenorganen wie Blase, Gebärmutter oder Darm durch geschwächtes Bindegewebe und Muskulatur, die zu verschiedenen Beschwerden führen kann

**Kegel-Übungen**
Von Dr. Arnold Kegel entwickelte Übungen zur gezielten An- und Entspannung der Beckenbodenmuskulatur, benannt nach ihrem Erfinder, einem amerikanischen Gynäkologen

**Lochia**
Medizinischer Fachbegriff für den Wochenfluss - eine normale Blutung nach der Geburt, die sich in drei Phasen (rot, rosa, weiß) unterteilt und durch die sich die Gebärmutter von Geweberesten reinigt

## 3. 2. 2. Stillen im fortgeschrittenen Alter

Das Stillen im fortgeschrittenen Alter weist einige Besonderheiten auf, die für werdende Eltern über 40 relevant sind. Erfreulicherweise zeigen Studien, dass ältere Mütter häufig erfolgreicher und länger stillen als jüngere Mütter [s100]. Dies könnte mit der größeren Lebenserfahrung und oft stabileren Lebenssituation zusammenhängen. Die Zusammensetzung der Muttermilch bei Müttern über 40 unterscheidet sich in einigen Aspekten von der jüngerer Mütter. Besonders auffällig ist der erhöhte Proteingehalt in der Muttermilch [s101]. Diese natürliche Anpassung kann für die Entwicklung des Säuglings vorteilhaft sein. Um die Qualität der Muttermilch zu unterstützen, empfiehlt sich eine ausgewogene, proteinreiche Ernährung. Praktische Beispiele sind der regelmäßige Verzehr von Hülsenfrüchten, magerem Fleisch oder pflanzlichen Proteinquellen wie Quinoa. Interessanterweise zeigt sich in der ersten Muttermilch (Kolostrum) bei Müttern über 40 eine erhöhte Konzentration bestimmter Immunfaktoren (IL-1β und IL-6) [s102]. Diese Botenstoffe können die Immunabwehr des Neugeborenen unterstützen. Um die Qualität des Kolostrums optimal zu nutzen, ist es wichtig, in den ersten Tagen nach der Geburt häufig anzulegen, auch wenn die Milchmenge noch gering erscheint.

Ein bedeutender Vorteil des Stillens im fortgeschrittenen Alter ist die nachgewiesene Reduzierung von chronischem Stress [s100]. Dies kann sich positiv auf die gesamte Stillzeit auswirken. Zur Stressreduktion während der Stillzeit können verschiedene Praktiken hilfreich sein:
- Einrichtung einer ruhigen, gemütlichen Stillecke
- Nutzung von Stillkissen für eine entspannte Körperhaltung
- Integration von Entspannungsübungen während des Stillens
- Planung regelmäßiger Ruhepausen im Tagesablauf

Bei Müttern mit Schwangerschaftshypertonie sollte beachtet werden, dass die Zusammensetzung der Muttermilch in den ersten Wochen leicht verändert sein kann [s101]. Der Fett- und Energiegehalt kann niedriger, der Proteingehalt jedoch höher sein. In solchen Fällen ist eine engmaschige Beobachtung der Gewichtsentwicklung des Säuglings besonders wichtig. Für übergewichtige Mütter im fortgeschrittenen Alter gibt es positive Nachrichten: Ihre Muttermilch weist oft höhere Protein-, Fett- und

Energiegehalte auf [s101]. Dies kann die Entwicklung des Säuglings gut unterstützen. Dennoch sollte auf eine ausgewogene Ernährung geachtet werden.

Praktische Empfehlungen für stillende Mütter über 40:
- Regelmäßige Stillberatung in Anspruch nehmen
- Ausreichend Flüssigkeit zu sich nehmen (etwa 2-3 Liter täglich)
- Auf ergonomische Stillpositionen achten
- Bei Bedarf Stillhilfsmittel wie Stillhütchen oder Pumpen nutzen
- Regelmäßige Kontrolle der Brustgesundheit

Die möglicherweise veränderte Milchzusammensetzung bei älteren Müttern [s100] erfordert keine speziellen Maßnahmen, da der Körper die Milch automatisch an die Bedürfnisse des Kindes anpasst. Wichtig ist jedoch, auf Stillzeichen des Babys zu achten und häufig genug anzulegen.

Für berufstätige Mütter über 40 kann das Abpumpen von Muttermilch eine wichtige Rolle spielen. Hier einige praktische Tipps:
- Frühzeitige Eingewöhnung an die Pumpe
- Anlegen einer kleinen Vorratshaltung
- Organisation eines ruhigen Arbeitsplatzes zum Abpumpen
- Korrekte Lagerung der abgepumpten Milch

Die höheren Stillraten bei Müttern über 40 [s100] zeigen, dass das Stillen in diesem Alter sehr gut möglich ist. Mit der richtigen Unterstützung und Information können diese Mütter eine erfolgreiche und erfüllende Stillzeit erleben.

**Immunfaktor**

Natürliche Substanzen im Körper, die das Immunsystem stärken und Krankheitserreger bekämpfen. Werden über die Muttermilch an das Baby weitergegeben.

**Kolostrum**

Die erste Muttermilch in den ersten Tagen nach der Geburt, auch Vormilch genannt. Reich an Antikörpern und Proteinen, hat eine gelbliche Färbung und dickflüssigere Konsistenz als reife Muttermilch.

**Hypertonie**

Erhöhter Blutdruck während der Schwangerschaft, der sich meist nach der Geburt wieder normalisiert. Tritt bei etwa 6-8% aller Schwangerschaften auf.

**Zusammenfassung - 3. 2. Wochenbettbetreuung**

- Die körperliche Regeneration nach der Geburt dauert bei einem Kaiserschnitt 4-6 Wochen, bei vaginaler Geburt 3-6 Wochen
- Die ersten 42 Tage nach Entbindung werden als "viertes Trimester" bezeichnet
- Vaginale Entbindungen mit Geburtsverletzungen erhöhen das Risiko für späteren Beckenorganvorfall
- Die postpartale Blutung (Lochia) kann bis zu sechs Wochen andauern
- Digitale Unterstützungsangebote wie Apps und Chatbots ergänzen die professionelle Nachsorge
- Muttermilch bei Müttern über 40 enthält einen erhöhten Proteingehalt
- Das Kolostrum älterer Mütter weist höhere Konzentrationen der Immunfaktoren IL-1β und IL-6 auf
- Bei Schwangerschaftshypertonie kann der Fett- und Energiegehalt der Muttermilch in den ersten Wochen reduziert sein
- Übergewichtige Mütter über 40 produzieren Muttermilch mit höheren Protein-, Fett- und Energiegehalten
- Studien zeigen, dass ältere Mütter häufig erfolgreicher und länger stillen als jüngere Mütter
- Stillen im fortgeschrittenen Alter reduziert nachweislich chronischen Stress

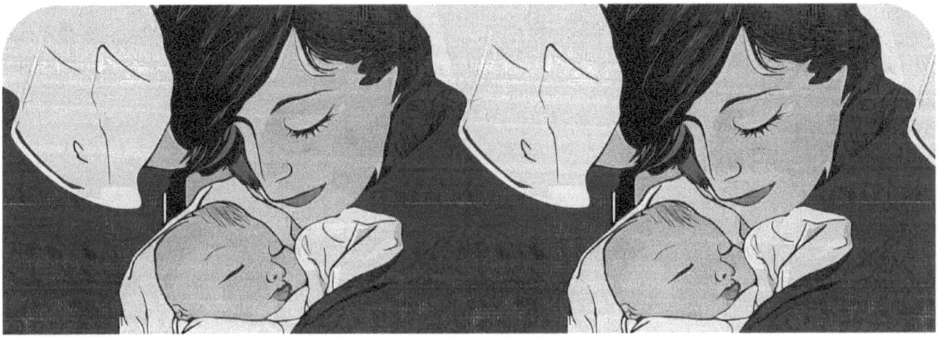

## 3. 3. Psychische Gesundheit

Die Geburt eines Kindes und die Zeit des Wochenbetts bringen tiefgreifende Veränderungen mit sich - nicht nur körperlich, sondern auch emotional. Wie bewältigen Eltern über 40 diese besondere Lebensphase? Welche spezifischen Herausforderungen ergeben sich für die psychische Gesundheit in dieser Altersgruppe? Die Forschung zeigt, dass späte Elternschaft sowohl Chancen als auch Risiken für das psychische Wohlbefinden birgt. Einerseits verfügen Eltern über 40 oft über mehr Lebenserfahrung und etablierte Bewältigungsstrategien. Andererseits können Faktoren wie erhöhte gesundheitliche Risiken oder gesellschaftliche Erwartungen zusätzlichen Stress erzeugen. Besonders in den ersten Wochen nach der Geburt ist es wichtig, die eigenen psychischen Bedürfnisse wahrzunehmen und ernst zu nehmen. Wie können Eltern ihre mentale Gesundheit in dieser Zeit aktiv schützen? Welche Warnsignale sollten sie beachten? Die folgenden Abschnitte bieten evidenzbasierte Einblicke und praktische Strategien, wie Sie als Eltern über 40 die emotionalen Herausforderungen von Geburt und Wochenbett erfolgreich meistern können.

> *„Studien zeigen, dass insbesondere Mütter von Kindern mit schweren Erkrankungen oder Behinderungen eine deutlich schlechtere körperliche und psychische Gesundheit aufweisen als andere Mütter.“*

### 3. 3. 1. Bewältigung körperlicher Belastungen

Die körperlichen Belastungen, die mit der Betreuung von Kindern mit schweren Erkrankungen oder Behinderungen einhergehen, stellen eine immense Herausforderung für Eltern dar. Studien zeigen, dass insbesondere Mütter von betroffenen Kindern eine deutlich schlechtere körperliche und psychische Gesundheit aufweisen als andere Mütter [s103]. Diese Belastungen verstärken sich mit zunehmender Dauer der Pflegeverantwortung, was Experten als Dosiseffekt bezeichnen. Um den körperlichen Herausforderungen besser begegnen zu können, ist es essentiell, präventive Maßnahmen zu ergreifen. Ein strukturierter Tagesablauf mit fest eingeplanten Erholungsphasen kann dabei helfen, die eigenen Kraftreserven besser einzuteilen. Zum Beispiel können kurze Entspannungsübungen zwischen den Pflegeaktivitäten oder das bewusste Einlegen von Pausen während besonders anstrengender Tätigkeiten die unmittelbare Belastung reduzieren. Die Forschung belegt, dass soziale und wirtschaftliche Ressourcen als wichtige Schutzfaktoren fungieren können [s103]. Eltern sollten sich daher nicht scheuen, verfügbare Unterstützungsangebote anzunehmen. Dies kann beispielsweise bedeuten, Pflegedienste in Anspruch zu nehmen oder Familienmitglieder um regelmäßige Unterstützung zu bitten. Ein größeres soziales Netzwerk trägt nachweislich zur Verbesserung des psychischen Wohlbefindens bei [s104], was sich wiederum positiv auf die körperliche Belastbarkeit auswirkt. Besonders herausfordernd ist die Situation für Eltern, die zusätzlich einen Ehepartner mit Behinderung pflegen müssen. Studien zeigen, dass diese Mehrfachbelastung zu einem signifikanten Rückgang der allgemeinen Gesundheit führt [s105]. In solchen Fällen ist es besonders wichtig, professionelle Unterstützung in Anspruch zu nehmen und die Pflege auf mehrere Schultern zu verteilen. Ein wichtiger Aspekt der Bewältigung körperlicher Belastungen ist die Entwicklung von Generativität - der Fähigkeit, sich um andere zu kümmern und dabei gleichzeitig auf die eigenen Bedürfnisse zu achten [s106]. Dies kann durch das Erlernen von Techniken zur besseren Körperwahrnehmung und durch regelmäßige Bewegungsübungen gefördert werden. Konkret bedeutet das beispielsweise, täglich kurze Dehnübungen einzubauen oder Entspannungstechniken wie Progressive Muskelrelaxation zu praktizieren. Psychologische Ressourcen spielen eine zentrale Rolle bei der Bewältigung körperlicher Belastungen. Ein hohes eudaimonisches Wohlbefinden und eine größere Selbstakzeptanz können sich positiv auf die metabolische Gesundheit auswirken [s107]. In der Praxis kann dies bedeuten, sich realistische Ziele zu setzen und auch kleine Erfolge wertzuschätzen. Zum Beispiel kann das Führen eines Erfolgstagebooks helfen, positive Erfahrungen festzuhalten und die eigene resilienz zu stärken.

Lebensstiländerungen können einen bedeutenden Beitrag zur Bewältigung körperlicher Belastungen leisten [s108]. Dazu gehören:
- Regelmäßige körperliche Aktivität, auch wenn es nur kurze Spaziergänge sind
- Eine ausgewogene Ernährung mit ausreichend Vitaminen und Mineralstoffen
- Konsequente Einhaltung von Schlafrhythmen
- Integration von Entspannungstechniken in den Alltag

Es ist wichtig zu verstehen, dass die Suche nach Unterstützung keine Schwäche darstellt [s108]. Frühzeitige Hilfe kann verhindern, dass sich körperliche Beschwerden chronifizieren. Ein individueller Aktionsplan, der sowohl körperliche als auch psychische Aspekte berücksichtigt, kann dabei helfen, die täglichen Herausforderungen besser zu bewältigen. Die Qualität der erhaltenen Unterstützung spielt eine wichtige Rolle [s104]. Negative Unterstützungserfahrungen können zusätzlichen Stress erzeugen und sollten nach Möglichkeit vermieden werden. Es ist daher ratsam, sich ein unterstützendes Umfeld aufzubauen und klare Kommunikation über die eigenen Bedürfnisse zu pflegen. Interventionen, die das eudaimonische Wohlbefinden steigern, können auch die biologische Funktionsweise verbessern [s107]. Dies kann durch regelmäßige Teilnahme an Selbsthilfegruppen, therapeutische Begleitung oder spezielle Entspannungskurse erreicht werden. Dabei ist es wichtig, diese Aktivitäten als festen Bestandteil in den Alltag zu integrieren und nicht als zusätzliche Belastung wahrzunehmen.

## 3. 3. 2. Partnerschaftliche Unterstützung

Die partnerschaftliche Unterstützung spielt eine zentrale Rolle für das psychische Wohlbefinden von Eltern, insbesondere wenn sie mit besonderen Herausforderungen konfrontiert sind. Studien belegen, dass Eltern, die sich von ihren Partnern wertgeschätzt und unterstützt fühlen, eine höhere Beziehungszufriedenheit aufweisen und weniger unter psychologischer Belastung leiden [s109]. Ein besonders wichtiger Aspekt ist das dyadische Coping - die gemeinsame Bewältigung von Stress durch beide Partner. Diese Form der Unterstützung hat sich als besonders effektiv erwiesen, um negative Auswirkungen von Belastungen zu reduzieren [s110]. In der Praxis kann dies bedeuten, dass Partner regelmäßige "Beziehungs-Check-ins" durchführen, bei denen sie offen über ihre jeweiligen Belastungen sprechen und gemeinsam Lösungsstrategien entwickeln. Interessanterweise zeigen Forschungsergebnisse geschlechtsspezifische Unterschiede: Frauen berichten häufiger, dass sie sich weniger wertgeschätzt fühlen als Männer. Wenn sie jedoch Wertschätzung erfahren, hat dies einen stärkeren positiven Einfluss auf ihre Beziehungszufriedenheit und Stresslevels [s109]. Dies unterstreicht die Bedeutung einer bewussten und aktiven Kommunikation von Anerkennung in der Partnerschaft.

Besonders herausfordernd ist die Situation für Eltern von Kindern mit besonderen Bedürfnissen, wie beispielsweise Autismus-Spektrum-Störungen. Hier zeigt sich, dass die soziale Unterstützung durch den Partner einen wesentlichen Schutzfaktor darstellt [s111]. Konkrete Unterstützungsmaßnahmen können hier sein:

- Abwechselnde Betreuungszeiten, um dem jeweils anderen Partner Erholungsphasen zu ermöglichen
- Gemeinsame Teilnahme an Elternschulungen oder Therapiesitzungen
- Gegenseitige emotionale Unterstützung durch aktives Zuhören und Verständnis

Ein wichtiger Aspekt ist auch der Umgang mit arbeitsbedingten Belastungen und deren Auswirkungen auf die Familie. Wenn ein Partner unter hohem beruflichen Stress steht, kann dies zu Schuldgefühlen gegenüber der Familie führen [s112]. Hier ist es wichtig, dass Partner:
- Realistische Erwartungen an sich selbst und den anderen entwickeln
- Qualitätszeit bewusst einplanen und gestalten
- Sich gegenseitig bei der Work-Life-Balance unterstützen

Die Forschung zeigt auch, dass negative Unterstützungserfahrungen besonders schädlich sein können und mit erhöhten depressiven Symptomen korrelieren [s111]. Daher ist es wichtig, dass Partner lernen, wie sie einander effektiv unterstützen können. Hilfreiche Strategien sind:
- Aktives Zuhören ohne sofortige Lösungsvorschläge
- Respektvoller Umgang mit den Gefühlen des anderen
- Gemeinsame Entwicklung von Bewältigungsstrategien

Bei Eltern von erwachsenen Kindern mit schweren psychischen Erkrankungen ist die partnerschaftliche Unterstützung besonders wichtig, da diese Gruppe oft die niedrigsten Wohlbefindensniveaus aufweist [s113]. Hier kann die gegenseitige Unterstützung durch folgende Maßnahmen gestärkt werden:
- Gemeinsame Planung der Zukunftsvorsorge
- Regelmäßiger Austausch über Sorgen und Ängste
- Gemeinsame Nutzung von professionellen Unterstützungsangeboten

Die Qualität der partnerschaftlichen Beziehung hat auch einen direkten Einfluss auf die Fähigkeit der Eltern, mit ihren Kindern positive Interaktionen zu gestalten [s114]. Partner können sich dabei gegenseitig unterstützen, indem sie:
- Sich bei Erziehungsaufgaben abwechseln
- Gemeinsam konsistente Erziehungsstrategien entwickeln
- Sich gegenseitig positive Rückmeldung über ihre Elternrolle geben

Ein oft übersehener Aspekt ist die Bedeutung der Unterstützung durch Freunde, die als Puffer zwischen elterlicher Unterstützung und chronischen Gesundheitszuständen wirken kann [s115]. Partner sollten sich daher gegenseitig ermutigen:

- Eigene soziale Kontakte zu pflegen
- Gemeinsame Freundschaften aufzubauen
- Sich Zeit für individuelle Aktivitäten zu nehmen

## Glossar

**Autismus-Spektrum-Störung**
Eine neurologische Entwicklungsstörung, die sich durch Schwierigkeiten in der sozialen Interaktion, Kommunikation und durch wiederholende Verhaltensmuster auszeichnet. Die Ausprägungen können von leicht bis schwer variieren.

**dyadisches Coping**
Eine Stressbewältigungsstrategie in Partnerschaften, bei der beide Partner als Team agieren und ihre Ressourcen gemeinsam nutzen, um Herausforderungen zu meistern. Dies geht über einfache gegenseitige Unterstützung hinaus und beinhaltet koordinierte Problemlösungsansätze.

**Zusammenfassung - 3. 3. Psychische Gesundheit**

- Studien zeigen eine deutlich schlechtere körperliche und psychische Gesundheit bei Müttern von Kindern mit schweren Erkrankungen.
- Der sogenannte Dosiseffekt beschreibt die Verstärkung der Belastungen mit zunehmender Pflegedauer.
- Soziale und wirtschaftliche Ressourcen fungieren als wichtige Schutzfaktoren für die psychische Gesundheit pflegender Eltern.
- Eine Mehrfachbelastung durch zusätzliche Pflege eines Partners führt zu signifikanten Gesundheitseinbußen.
- Generativität - die Balance zwischen Fürsorge und Selbstfürsorge - ist zentral für die Bewältigung der Belastungen.
- Ein hohes eudaimonisches Wohlbefinden wirkt sich positiv auf die metabolische Gesundheit aus.
- Negative Unterstützungserfahrungen korrelieren mit erhöhten depressiven Symptomen.
- Dyadisches Coping reduziert nachweislich die negativen Auswirkungen von Belastungen.
- Frauen profitieren stärker von erfahrener Wertschätzung als Männer bezüglich Beziehungszufriedenheit.
- Eltern erwachsener Kinder mit schweren psychischen Erkrankungen weisen die niedrigsten Wohlbefindensniveaus auf.
- Freundschaftliche Unterstützung wirkt als Puffer zwischen elterlicher Unterstützung und chronischen Gesundheitszuständen.

**Rückblick - 3. Geburt und Wochenbett**

- Die Zahl der Geburten nach 35 Jahren ist in den letzten fünf Jahrzehnten um 900% gestiegen
- Bei Erstgebärenden über 40 liegt die Wahrscheinlichkeit für einen Kaiserschnitt deutlich höher
- Die Geburtseinleitung wird bei Schwangeren ab 40 Jahren typischerweise um die 39.-40. Schwangerschaftswoche in Betracht gezogen
- Etwa die Hälfte der Schwangerschaften in der Altersgruppe 40+ sind ungewollt
- Frauen zwischen 40 und 44 Jahren haben ein um 17% erhöhtes Risiko für multiple Schwangerschaftskomplikationen
- Die Zusammensetzung der Muttermilch bei Müttern über 40 weist einen erhöhten Proteingehalt auf
- Das Kolostrum von Müttern über 40 zeigt eine erhöhte Konzentration bestimmter Immunfaktoren (IL-1β und IL-6)
- Ältere Mütter stillen häufig erfolgreicher und länger als jüngere Mütter
- Bei übergewichtigen Müttern im fortgeschrittenen Alter weist die Muttermilch höhere Protein-, Fett- und Energiegehalte auf
- Die Rate der medizinisch indizierten Kaiserschnitte blieb über die Jahre stabil, während die Rate ohne klare medizinische Indikation deutlich zurückging
- Bei Frauen ab 45 Jahren liegt die Rate der rein elektiven Kaiserschnitte bei etwa 20,2%
- Die Erfolgsquoten für eine vaginale Geburt nach Kaiserschnitt (TOLAC) liegen bei erstaunlichen 91,3%
- Moderate Blutungen treten bei Kaiserschnitten etwa dreimal häufiger auf als bei natürlichen Geburten ohne Komplikationen
- Während die körperlichen Herausforderungen der Geburt und des Wochenbetts nun gemeistert sind, wartet bereits die nächste spannende Phase: Das Leben mit Kind jenseits der 40 bringt seine ganz eigenen Überraschungen mit sich.

# 4. Leben mit Kind ab 40

Das Leben mit Kind ab 40 stellt Eltern vor besondere Herausforderungen, bietet aber auch einzigartige Chancen. Wie lässt sich die jahrelang aufgebaute Karriere mit den neuen familiären Aufgaben vereinbaren? Welche gesundheitlichen Aspekte gilt es zu beachten? Und wie gelingt es, die eigenen Bedürfnisse nicht aus den Augen zu verlieren? Die Lebenserfahrung und emotionale Reife, die viele Eltern in diesem Alter mitbringen, können dabei wertvolle Ressourcen sein. Gleichzeitig erfordert der Spagat zwischen Beruf, Familie und Selbstfürsorge ein durchdachtes Energiemanagement und tragfähige Unterstützungsnetzwerke. Dieses Kapitel beleuchtet die verschiedenen Facetten des Familienlebens 40+ und zeigt konkrete Wege auf, wie sich die unterschiedlichen Lebensbereiche erfolgreich miteinander verbinden lassen. Besonders die präventive Gesundheitsvorsorge und eine realistische Rollenfindung als späte Eltern spielen dabei eine zentrale Rolle. Die folgenden Abschnitte bieten evidenzbasierte Strategien und praktische Lösungsansätze für einen gelingenden Familienalltag – damit das Leben mit Kind auch jenseits der 40 zu einer erfüllenden Erfahrung wird.

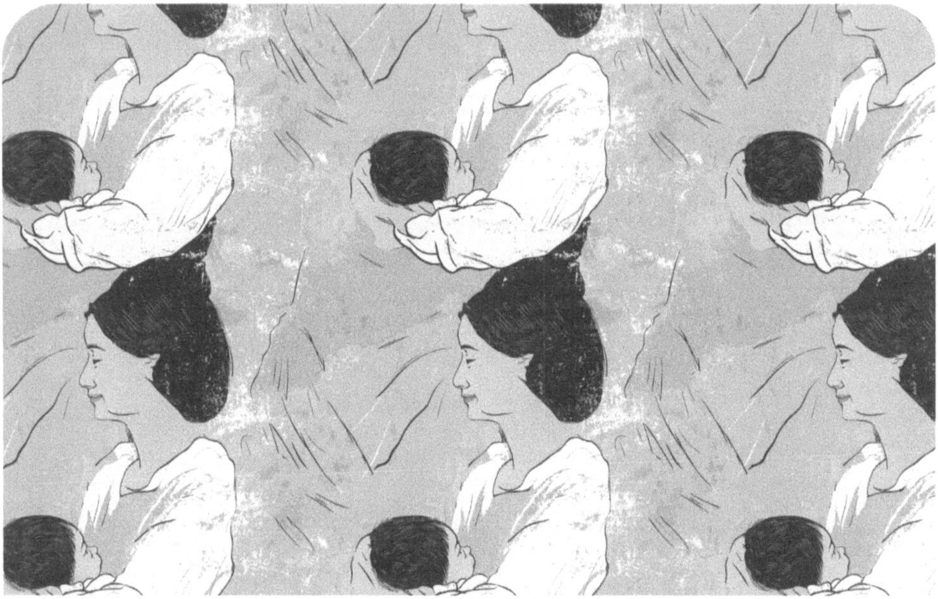

## 4. 1. Gesundheitsvorsorge

Die Gesundheitsvorsorge ab 40 stellt viele Eltern vor neue Herausforderungen: Wie lässt sich die eigene Gesundheit optimal schützen, während man gleichzeitig den Anforderungen des Familienalltags gerecht wird? Welche präventiven Maßnahmen sind in dieser Lebensphase besonders wichtig? Und wie gelingt es, die notwendigen Vorsorgeuntersuchungen und Gesundheitschecks zuverlässig in den oft hektischen Alltag mit Kind zu integrieren? Mit zunehmendem Alter steigt die Bedeutung einer systematischen Gesundheitsvorsorge. Dabei geht es nicht nur um regelmäßige Arztbesuche, sondern um ein ganzheitliches Konzept aus Vorsorgeuntersuchungen, bewusster Ernährung und angepasster Bewegung. Die richtige Balance zwischen präventiven Maßnahmen und den Bedürfnissen der Familie zu finden, ist eine zentrale Aufgabe für Eltern ab 40. Die folgenden Abschnitte zeigen konkrete Wege auf, wie Sie Ihre Gesundheitsvorsorge effektiv gestalten können - ohne dabei die Freude am Familienleben aus den Augen zu verlieren.

*„Ab dem 40. Lebensjahr sollten jährliche Blutdruckkontrollen durchgeführt werden, besonders wenn Risikofaktoren wie Diabetes oder Herzerkrankungen vorliegen.“*

## 4. 1. 1. Präventive Gesundheitsmaßnahmen

Mit zunehmendem Alter wird die präventive Gesundheitsvorsorge immer wichtiger, um Krankheiten frühzeitig zu erkennen und ihnen vorzubeugen. Ein systematischer Ansatz zur Gesundheitsvorsorge kann dabei helfen, die Lebensqualität langfristig zu erhalten [s116]. Regelmäßige Vorsorgeuntersuchungen bilden das Fundament der präventiven Gesundheitsmaßnahmen. Ab dem 40. Lebensjahr sollten jährliche Blutdruckkontrollen durchgeführt werden, besonders wenn Risikofaktoren wie Diabetes oder Herzerkrankungen vorliegen [s116]. Ein praktischer Tipp ist die Anschaffung eines qualitativ hochwertigen Blutdruckmessgeräts für zu Hause, um regelmäßige Selbstkontrollen durchzuführen und die Werte zu dokumentieren. Die Cholesterinwerte sollten alle fünf Jahre überprüft werden, bei normalen Werten. Menschen mit erhöhtem Risiko für Herz-Kreislauf-Erkrankungen sollten häufigere Kontrollen mit ihrem Arzt vereinbaren [s116]. Eine effektive Präventionsmaßnahme ist dabei die Umstellung auf eine mediterrane Ernährung, die nachweislich das Risiko für Herz-Kreislauf-Erkrankungen senken kann [s117]. Krebsvorsorgeuntersuchungen nehmen ab dem 45. Lebensjahr einen wichtigen Stellenwert ein. Die Darmkrebsvorsorge sollte ab diesem Alter regelmäßig durchgeführt werden [s116]. Hier stehen verschiedene Untersuchungsmethoden zur Verfügung, wie beispielsweise der immunologische Stuhltest oder die Darmspiegelung. Eine sinnvolle Strategie ist es, diese Termine mit dem Geburtstag zu verknüpfen, um sie nicht zu vergessen. Besondere Aufmerksamkeit verdient das Diabetes-Screening, das ab 35 Jahren alle drei Jahre erfolgen sollte, insbesondere bei Übergewicht [s118]. Ein praktischer Ansatz zur Diabetesprävention ist die Integration von mehr Bewegung in den Alltag, zum Beispiel durch die Nutzung des Fahrrads für kurze Strecken oder regelmäßige Spaziergänge in der Mittagspause.

Die zahnärztliche Vorsorge sollte ein- bis zweimal jährlich wahrgenommen werden [s116]. Dabei ist es ratsam, die professionelle Zahnreinigung gleich mit zu vereinbaren. Augenuntersuchungen sind im Alter zwischen 40 und 54 Jahren alle 2 bis 4 Jahre empfohlen, danach häufiger [s116]. Ein aktiver Lebensstil spielt eine zentrale Rolle bei der Gesundheitsprävention [s119]. Dieser umfasst nicht nur körperliche Aktivität, sondern auch soziale Kontakte und eine ausgewogene Ernährung. Ein praktischer Tipp ist die Gründung oder der Beitritt zu einer Sportgruppe, die sowohl die körperliche Aktivität als auch soziale Kontakte fördert. Impfungen bleiben auch im Erwachsenenalter wichtig [s118]. Neben der jährlichen Grippeimpfung sollten auch andere Impfungen wie Tetanus-Diphtherie regelmäßig aufgefrischt werden. Es empfiehlt sich, einen persönlichen Impfkalender zu führen und Erinnerungen im Smartphone zu setzen. Für bestimmte Risikogruppen gibt es zusätzliche Vorsorgemaßnahmen. Männer, die jemals geraucht haben, sollten sich auf Bauchaortenaneurysmen untersuchen lassen [s120]. Raucher zwischen 50 und 80 Jahren sollten regelmäßige Lungenkrebs-Screenings in Erwägung ziehen [s120].

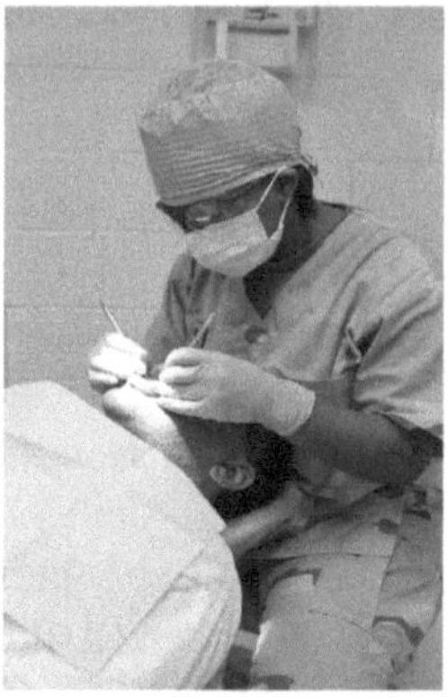

*Zahnreinigung* [i8]

Die Prävention von Herz-Kreislauf-Erkrankungen kann durch die Einnahme von Aspirin bei Personen zwischen 50 und 59 Jahren mit hohem kardiovaskulärem Risiko unterstützt werden [s120]. Dies sollte jedoch immer in Absprache mit dem Arzt erfolgen. Depression ist ein oft übersehener Risikofaktor für einen inaktiven Lebensstil [s119]. Regelmäßige psychische Gesundheitschecks sind daher ebenso wichtig wie körperliche Untersuchungen. Eine bewährte Strategie ist die Führung eines Stimmungstagebuchs, um frühe Anzeichen einer Depression zu erkennen. Die Qualität der präventiven Versorgung kann durch die Nutzung

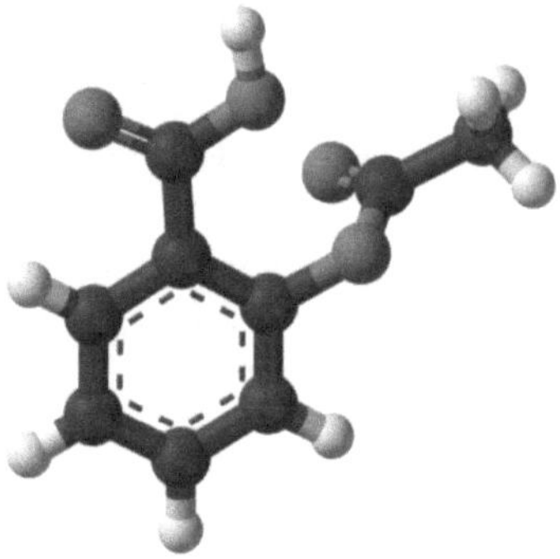

*Aspirin* [i9]

von Präventionsqualitätsindikatoren (PQIs) überwacht werden [s121]. Diese helfen dabei, potenzielle Probleme in der ambulanten Versorgung frühzeitig zu erkennen und zu adressieren.

## Glossar

**Bauchaortenaneurysma**
Eine krankhafte, ballonförmige Erweiterung der Hauptschlagader im Bauchraum. Unbehandelt kann diese Gefäßerweiterung platzen und zu lebensbedrohlichen Blutungen führen.

**kardiovaskulär**
Bezieht sich auf das Herz und die Blutgefäße als funktionelle Einheit. Ein zusammenhängendes System, das für die Durchblutung des gesamten Körpers verantwortlich ist.

**Präventionsqualitätsindikatoren**
Standardisierte Messwerte im Gesundheitswesen, die die Wirksamkeit von Vorbeugemaßnahmen bewerten. Sie umfassen beispielsweise Hospitalisierungsraten für chronische Erkrankungen oder Durchimpfungsraten in bestimmten Bevölkerungsgruppen.

## 4. 1. 2. Energiemanagement im Alltag

Das Management der eigenen Energie gewinnt besonders ab dem 40. Lebensjahr zunehmend an Bedeutung, da körperliche und hormonelle Veränderungen einen direkten Einfluss auf unseren Energiehaushalt haben. Eine bewusste Steuerung der verfügbaren Energieressourcen wird damit zu einem wichtigen Aspekt der Gesundheitsvorsorge. Die Ernährung spielt dabei eine zentrale Rolle. Eisenreiche Lebensmittel sind besonders wichtig, um die Energielevels zu stabilisieren und einer Anämie vorzubeugen [s122]. Ein praktischer Ansatz ist es, täglich grünes Blattgemüse, Hülsenfrüchte oder mageres rotes Fleisch in den Speiseplan zu integrieren. Die Kombination mit Vitamin C-reichen Lebensmitteln, etwa durch einen Orangensaft zum Frühstücksmüsli, verbessert dabei die Eisenaufnahme. Schlafstörungen können den Energiehaushalt erheblich beeinträchtigen und zu weiteren gesundheitlichen Problemen führen [s123]. Eine effektive Strategie ist die Etablierung einer konstanten Schlafroutine: Gehen Sie jeden Tag zur gleichen Zeit ins Bett und stehen Sie zur gleichen Zeit auf - auch am Wochenende. Schaffen Sie ein entspannendes Schlafumfeld durch gedämpftes Licht und angenehme Temperaturen um 18°C. Stress hat einen erheblichen Einfluss auf unseren Energiehaushalt [s123]. Eine bewährte Methode des Energiemanagements ist das bewusste Einplanen von Regenerationsphasen im Tagesablauf. Konkret bedeutet das: Legen Sie drei bis vier kurze Pausen von 10-15 Minuten über den Tag verteilt ein. Nutzen Sie diese Zeit für Atemübungen, einen kurzen Spaziergang oder eine Meditation. Für Frauen können PMS-Symptome das Energieniveau deutlich beeinflussen [s124]. Ein vorausschauendes Energiemanagement bedeutet hier, die symptomreichen Tage im Kalender zu markieren und in dieser Zeit besonders auf ausreichend Ruhe und eine ausgewogene Ernährung zu achten. Planen Sie wichtige Termine wenn möglich außerhalb dieser Phase.

Die Aufnahme von Calcium und Vitamin D gewinnt in den 40ern zusätzlich an Bedeutung [s125]. Ein cleverer Ansatz ist es, den Tag mit einem calciumreichen Frühstück zu beginnen, etwa einem Naturjoghurt mit Nüssen und Beeren. Die Vitamin D-Bildung lässt sich durch regelmäßige Bewegung im Freien unterstützen - idealerweise kombiniert mit einem Spaziergang in der Mittagspause. Unsere Lebensstilentscheidungen haben einen direkten Einfluss auf unseren Energiehaushalt [s125]. Ein praktischer Tipp ist das Führen eines Energietagebuchs über zwei Wochen, in dem Sie Ihre Aktivitäten, Ernährung und Energielevel dokumentieren. Dies hilft dabei, energieraubende Faktoren zu identifizieren und gegenzusteuern. Bei gastrointestinalen Beschwerden, die häufig mit Energieverlust einhergehen, kann eine Anpassung der Ernährung hilfreich sein [s123]. Die Einführung einer Low-FODMAP-Diät sollte unter fachkundiger Anleitung erfolgen. Beginnen Sie mit einem Ernährungstagebuch, um problematische Lebensmittel zu identifizieren. Ein ausgewogenes Energiemanagement bedeutet auch, die eigenen Grenzen zu kennen und zu respektieren. Entwickeln Sie ein Gespür dafür, wann Sie eine Pause benötigen. Ein bewährter Ansatz ist die "20-80-Regel": Planen Sie Ihren Tag so, dass Sie etwa 80% Ihrer Energie für geplante Aktivitäten einsetzen und 20% als Reserve für Unerwartetes behalten. Die Integration von Bewegung in den Alltag ist ein wichtiger Energielieferant, sollte aber dosiert erfolgen. Beginnen Sie den Tag mit leichten Dehnübungen, nutzen Sie die Treppe statt des Aufzugs und machen Sie einen Abendspaziergang - diese kleinen Aktivitäten summieren sich zu einem spürbaren Energiegewinn.

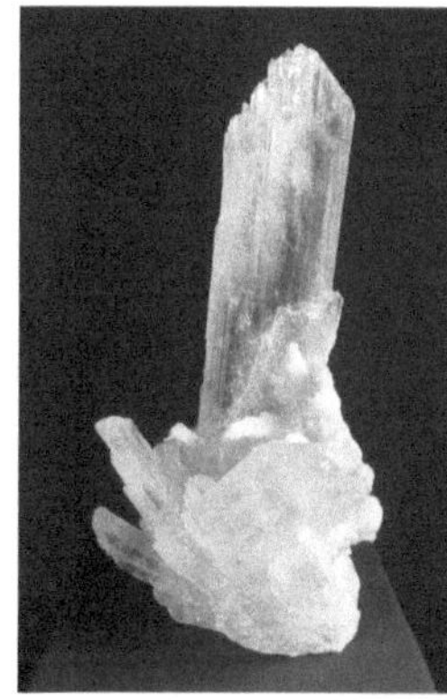

*Calcium* [i10]

## Glossar

**Anämie**

Eine Erkrankung, bei der zu wenig rote Blutkörperchen oder Hämoglobin im Blut vorhanden sind, was zu Müdigkeit und Schwäche führt. Auch als Blutarmut bekannt.

**FODMAP**

Fermentierbare Oligo-, Di-, Monosaccharide und Polyole - bestimmte Kohlenhydrate, die bei manchen Menschen Verdauungsprobleme verursachen können. Häufig in Weizen, bestimmten Früchten und Milchprodukten enthalten.

**PMS**

Prämenstruelles Syndrom - eine Gruppe körperlicher und emotionaler Symptome, die etwa 7-10 Tage vor der Menstruation auftreten können. Betrifft etwa 75% aller Frauen im gebärfähigen Alter.

**Zusammenfassung - 4. 1. Gesundheitsvorsorge**

- Ab dem 40. Lebensjahr sind jährliche Blutdruckkontrollen essentiell, besonders bei Vorliegen von Diabetes oder Herzerkrankungen
- Cholesterinwerte sollten bei normalen Werten alle fünf Jahre überprüft werden
- Die mediterrane Ernährung kann nachweislich das Risiko für Herz-Kreislauf-Erkrankungen reduzieren
- Darmkrebsvorsorge wird ab dem 45. Lebensjahr besonders wichtig
- Diabetes-Screening sollte ab 35 Jahren alle drei Jahre erfolgen, häufiger bei Übergewicht
- Männer mit Rauchhistorie sollten sich auf Bauchaortenaneurysmen untersuchen lassen
- Aspirin-Einnahme kann bei Personen zwischen 50-59 Jahren mit hohem kardiovaskulärem Risiko präventiv wirken
- Die Qualität der präventiven Versorgung wird durch Präventionsqualitätsindikatoren (PQIs) überwacht
- Eisenreiche Ernährung kombiniert mit Vitamin C verbessert die Eisenaufnahme signifikant
- Die "20-80-Regel" empfiehlt, 20% der täglichen Energie als Reserve für Unerwartetes einzuplanen
- Eine Low-FODMAP-Diät kann bei gastrointestinalen Beschwerden und damit verbundenem Energieverlust helfen
- PMS-Symptome sollten bei der Energieplanung besonders berücksichtigt werden

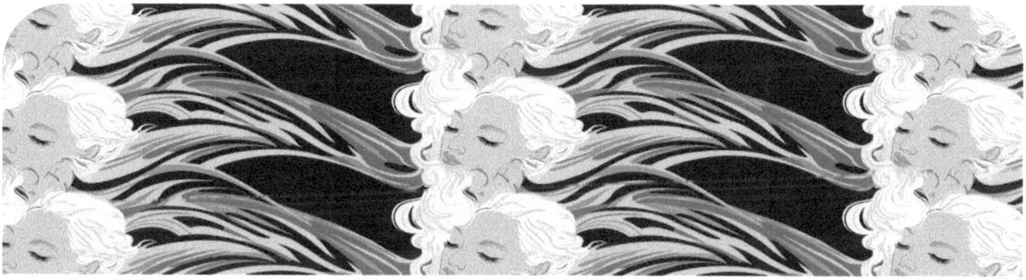

## 4. 2. Alltagsorganisation

Die Organisation des Alltags mit Kind stellt Eltern über 40 vor besondere Herausforderungen. Wie lässt sich der Spagat zwischen beruflichen Verpflichtungen und familiären Aufgaben bewältigen? Welche Unterstützungsmöglichkeiten gibt es, wenn sowohl die Kinderbetreuung als auch möglicherweise die Pflege der eigenen Eltern koordiniert werden müssen? Die Lebenssituation von Eltern über 40 unterscheidet sich oft deutlich von der jüngerer Eltern - sei es durch die gefestigte berufliche Position, die finanzielle Situation oder die zusätzliche Verantwortung für die ältere Generation. Eine durchdachte Alltagsorganisation ist daher besonders wichtig. Die folgenden Abschnitte zeigen konkrete Strategien und praktische Lösungsansätze, wie Sie Ihr Leben mit Kind auch in dieser Lebensphase erfolgreich gestalten können.

> *„Time-Blocking ist eine effektive Strategie für Eltern 40+: Feste Zeitfenster für berufliche und familiäre Aktivitäten definieren, zum Beispiel früher Morgen für Arbeit, später Nachmittag für Familie.“*

## 4. 2. 1. Vereinbarkeit von Beruf und Familie

Die Vereinbarkeit von Beruf und Familie stellt besonders für Eltern über 40 eine komplexe Herausforderung dar, die sowohl Chancen als auch Herausforderungen bietet. Aktuelle Studien zeigen, dass drei von vier Müttern mehr Unterstützung von ihren Arbeitgebern erwarten [s126], was die Dringlichkeit dieser Thematik unterstreicht. In der modernen Arbeitswelt haben sich verschiedene Modelle etabliert, die eine bessere Balance ermöglichen. Viele Unternehmen bieten flexible Arbeitszeiten und Home-Office-Optionen an [s127], was besonders für Eltern von großem Wert ist. Ein praktisches Beispiel hierfür ist das "Flexible-Four"-Modell, bei dem Mitarbeiter ihre 40-Stunden-Woche auf vier Tage verteilen können, wodurch ein zusätzlicher Tag für Familienzeit entsteht. Die finanzielle Planung spielt eine zentrale Rolle bei der Vereinbarkeit von Beruf und Familie [s128]. Hier empfiehlt sich die Erstellung eines detaillierten Familienbudgets, das sowohl reguläre Ausgaben als auch Rücklagen für unerwartete Ereignisse berücksichtigt. Ein konkreter Ansatz ist die 50-30-20-Regel: 50% des Einkommens für notwendige Ausgaben, 30% für Wünsche und 20% für Sparen und Vorsorge. Besonders herausfordernd ist die Rückkehr in den Beruf nach der Elternzeit. Viele Mütter berichten von Gefühlen der Erschöpfung und mangelnder Anerkennung [s126]. Um diesem entgegenzuwirken, etablieren progressive Unternehmen Eltern-Communities und bieten Mentoring-Programme an [s127]. Ein bewährtes Konzept ist das "Tandem-Modell", bei dem sich zwei Teilzeitkräfte eine Position teilen und sich gegenseitig vertreten können. Die Rolle der Kommunikation am Arbeitsplatz ist nicht zu unterschätzen. Offene Gespräche mit Vorgesetzten über die eigene Situation und mögliche Anpassungen der Arbeitszeiten sind essentiell [s127]. Ein praktischer Tipp ist das Führen eines "Vereinbarkeitstagebooks", in dem über mehrere Wochen dokumentiert wird, welche Arbeitszeiten und -modelle optimal funktionieren. Der Rollenkonflikt zwischen beruflichen und familiären Verpflichtungen kann zu erheblichem Stress führen [s129]. Eine effektive Strategie ist das "Time-Blocking", bei dem feste Zeitfenster für berufliche und familiäre Aktivitäten definiert werden. Beispielsweise kann der frühe Morgen für wichtige Arbeitsaufgaben reserviert werden, während der späte Nachmittag der Familie gehört. Die Nutzung digitaler Tools und sozialer Medien kann sowohl Vor- als auch Nachteile haben [s129]. Während sie einerseits den Austausch mit anderen betroffenen Eltern ermöglichen, sollte die Online-Zeit bewusst begrenzt werden. Eine praktische Lösung ist die "Digital Family Time": festgelegte Zeiten, in denen alle Familienmitglieder ihre digitalen Geräte beiseitelegen. Für viele Eltern stellt sich die grundsätzliche Frage nach der Priorisierung von Karriere oder Familie [s128]. Eine ausgewogene Lösung kann das "Wechselmodell" sein, bei dem sich Phasen intensiverer beruflicher Aktivität mit Zeiten größerer familiärer Präsenz abwechseln. Dies erfordert eine sorgfältige Planung und offene Kommunikation mit allen Beteiligten. Unterstützende Maßnahmen seitens der Arbeitgeber, wie Kinderbetreuung vor Ort oder flexible Übergangszeiten nach der Elternzeit, werden von Mitarbeitern besonders geschätzt [s126]. Ein innovatives Konzept ist das "Family-First-Programm", bei dem Mitarbeiter in familiären Notfällen unbürokratisch Arbeitszeit verschieben können. Die erfolgreiche Vereinbarkeit von Beruf und Familie erfordert kontinuierliche Anpassungen und die Bereitschaft aller Beteiligten, neue Wege zu gehen. Dabei ist es wichtig, regelmäßig die gewählten Strategien zu evaluieren und bei Bedarf anzupassen.

## 4. 2. 2. Unterstützungsnetzwerke aufbauen

Der Aufbau eines tragfähigen Unterstützungsnetzwerks ist für Eltern über 40 von besonderer Bedeutung, da sie häufig nicht nur die Betreuung ihrer Kinder, sondern auch die Pflege älterer Angehöriger koordinieren müssen [s130]. Ein gut strukturiertes Netzwerk ermöglicht es, beide Aufgaben besser zu bewältigen und dabei die eigene Gesundheit nicht aus den Augen zu verlieren. Eine zentrale Säule bilden professionelle Unterstützungsangebote. Dazu gehören Beratungsstellen, die über verfügbare Dienstleistungen informieren, individuelles Fallmanagement anbieten und bei der Koordination verschiedener Hilfsangebote unterstützen [s131]. Ein praktischer Ansatz ist es, zunächst eine Liste aller lokalen Anlaufstellen zu erstellen und diese nach Dringlichkeit zu kontaktieren. Hilfreich ist es auch, einen festen Ansprechpartner zu etablieren, der als Koordinator fungiert. Entlastungsdienste spielen eine wichtige Rolle im Unterstützungsnetzwerk. Diese können sowohl im häuslichen Umfeld (In-Home-Entlastung) als auch in externen Einrichtungen (Out-of-Home-Entlastung) stattfinden [s132]. Für die praktische Umsetzung empfiehlt sich ein Wochenplan, in dem feste Zeiten für Entlastungsangebote eingeplant werden. Beispielsweise könnte jeden Dienstagnachmittag eine Betreuungsperson die Kinderbetreuung übernehmen, während gleichzeitig ein ambulanter Pflegedienst den pflegebedürftigen Angehörigen versorgt. Finanzielle Unterstützungsmöglichkeiten sollten ebenfalls ausgeschöpft werden. In vielen Fällen können Familienangehörige als bezahlte Pflegekräfte tätig werden [s133]. Dies erfordert meist eine genaue Dokumentation der geleisteten Pflege und eine Abstimmung mit den zuständigen Versicherungen. Ein praktischer Tipp ist die Einrichtung eines digitalen Pflegetagebuchs, das allen Beteiligten zugänglich ist und die Kommunikation erleichtert. Stress-Management-Programme und Unterstützungsgruppen bieten wichtige emotionale und praktische Hilfe [s134]. Diese Angebote ermöglichen den Austausch mit anderen Betroffenen und vermitteln wichtige Bewältigungsstrategien. Ein bewährtes Konzept ist das "Tandem-System", bei dem sich zwei Familien gegenseitig unterstützen und bei der Betreuung abwechseln. Die Integration von assistiven Technologien kann den Alltag erheblich erleichtern [s131]. Moderne Kommunikationstools, Notrufsysteme und digitale Kalenderfunktionen helfen bei der Koordination aller Beteiligten. Praktisch umgesetzt werden kann dies durch die Einrichtung einer gemeinsamen digitalen Plattform, auf der alle Termine, Medikamentenpläne und Zuständigkeiten übersichtlich dargestellt sind. Rechtliche und finanzielle Beratung sollte frühzeitig in Anspruch genommen werden [s131]. Dies betrifft sowohl Fragen der Vorsorgevollmacht und Patientenverfügung als auch die Planung der langfristigen finanziellen Absicherung. Ein konkreter Ansatz ist die Erstellung eines "Notfallordners", in dem alle wichtigen Dokumente und Kontakte zentral gesammelt sind. Die Ressourcenzentrale für ältere Menschen und Menschen mit Behinderungen kann als zentrale Anlaufstelle dienen [s134]. Hier erhalten Pflegende Informationen über verfügbare Dienste und können sich bei der Suche nach passenden Unterstützungsangeboten beraten lassen. Es empfiehlt sich, regelmäßige Termine zur Beratung wahrzunehmen und die eigenen Bedürfnisse klar zu kommunizieren. Die erfolgreiche Integration aller Unterstützungsangebote erfordert regelmäßige Evaluation und Anpassung. Ein vierteljährliches Treffen aller Beteiligten, bei dem Erfahrungen ausgetauscht und Verbesserungsmöglichkeiten besprochen werden, hat sich in der Praxis bewährt.

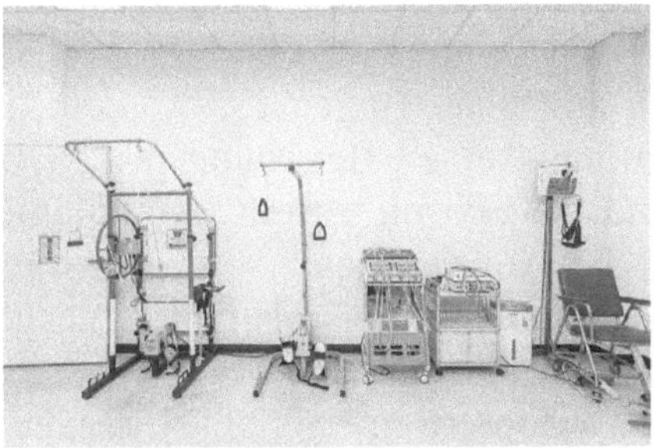

*assistive Technologien* [i11]

## Glossar

**Fallmanagement**
Systematische Begleitung und Koordination von Hilfeleistungen durch einen spezialisierten Betreuer, der den Gesamtüberblick behält und Hilfsangebote aufeinander abstimmt

**In-Home-Entlastung**
Betreuungs- und Unterstützungsleistungen, die direkt im eigenen Zuhause stattfinden, wie zum Beispiel Haushaltshilfen oder mobile Pflegedienste

**Out-of-Home-Entlastung**
Betreuungsangebote außerhalb des eigenen Zuhauses, wie Tagespflegeeinrichtungen oder betreute Freizeitgruppen

**Zusammenfassung - 4. 2. Alltagsorganisation**

- Drei von vier Müttern erwarten mehr Unterstützung von Arbeitgebern.
- Das "Flexible-Four"-Modell ermöglicht eine 40-Stunden-Woche verteilt auf vier Tage.
- Progressive Unternehmen etablieren Eltern-Communities und Mentoring-Programme.
- Das "Tandem-Modell" ermöglicht zwei Teilzeitkräften sich eine Position zu teilen.
- "Time-Blocking" definiert feste Zeitfenster für berufliche und familiäre Aktivitäten.
- Das "Wechselmodell" alterniert Phasen intensiver beruflicher Aktivität mit Familienzeiten.
- Das "Family-First-Programm" ermöglicht unbürokratische Arbeitszeitverschiebung in Notfällen.
- Fallmanagement-Systeme koordinieren verschiedene Hilfsangebote zentral.
- In-Home-Entlastung und Out-of-Home-Entlastung ergänzen sich im Betreuungskonzept.
- Familienangehörige können als bezahlte Pflegekräfte tätig werden.
- Das "Tandem-System" ermöglicht zwei Familien sich gegenseitig bei der Betreuung zu unterstützen.
- Digitale Pflegetagebücher erleichtern die Kommunikation zwischen allen Beteiligten.
- Vierteljährliche Evaluationstreffen optimieren die Koordination der Unterstützungsangebote.

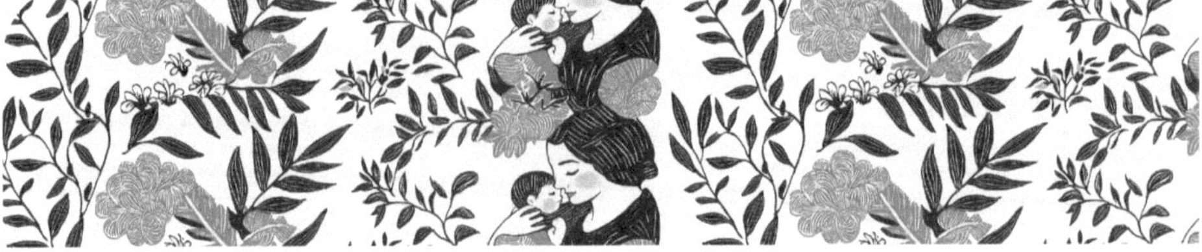

## 4. 3. Persönliche Entwicklung

Wie verändert sich das eigene Selbstverständnis, wenn man mit über 40 Jahren zum ersten Mal Mutter oder Vater wird? Was bedeutet es für die persönliche Entwicklung, wenn jahrzehntelang gewachsene Strukturen und Gewohnheiten plötzlich neu gedacht werden müssen? Die späte Elternschaft bringt einzigartige Herausforderungen mit sich, bietet aber auch besondere Chancen für die persönliche Weiterentwicklung. Während jüngere Eltern häufig noch mitten in ihrer eigenen Identitätsfindung stecken, verfügen Menschen über 40 meist über gefestigte Lebenserfahrungen und ausgereifte Bewältigungsstrategien. Gleichzeitig stellen sich neue Fragen: Wie lässt sich die hart erarbeitete berufliche Position mit den Anforderungen der Elternschaft vereinbaren? Welche Rolle spielt die körperliche Belastbarkeit? Und wie gelingt es, inmitten der neuen Verantwortungen die eigenen Bedürfnisse nicht aus den Augen zu verlieren? Die folgenden Abschnitte zeigen konkrete Wege auf, wie späte Eltern ihre neue Rolle erfolgreich in ihr Leben integrieren und dabei sowohl an den Herausforderungen als auch an den Freuden des Elternseins wachsen können.

> *„Späte Mütter berichten oft von weniger Schwierigkeiten bei der Rollenfindung als jüngere Mütter, da sie bereits eine gefestigte Identität entwickelt haben und die Mutterrolle eher als Bereicherung wahrnehmen.“*

## 4. 3. 1. Rollenfindung als späte Mutter

Die Rollenfindung als späte Mutter stellt einen tiefgreifenden Transformationsprozess dar, der das Leben einer Frau in allen Bereichen fundamental verändert [s135]. Anders als bei jüngeren Müttern berichten Frauen über 40 häufig von einer differenzierteren Wahrnehmung dieser Veränderungen und zeigen oft eine größere emotionale Reife im Umgang mit den neuen Herausforderungen [s136]. Der Übergang zur Mutterschaft bedeutet zunächst eine komplette Neuorganisation des eigenen Lebens. Während viele späte Mütter bereits erfolgreich im Beruf etabliert sind und klare Alltagsstrukturen entwickelt haben, erfordert die neue Rolle eine fundamentale Neubewertung von Prioritäten und Lebenszielen [s135]. Ein praktisches Beispiel hierfür ist die Anpassung des Tagesablaufs: Wo früher vielleicht um 6 Uhr morgens das Fitnessstudio auf dem Programm stand, muss nun flexibel auf die Bedürfnisse des Babys reagiert werden. Besonders interessant ist die Beobachtung, dass späte Mütter oft weniger Schwierigkeiten bei der Rollenfindung berichten als jüngere Mütter [s136]. Dies könnte damit zusammenhängen, dass sie bereits eine gefestigte Identität entwickelt haben und die Mutterrolle als Bereicherung, nicht als Einschränkung ihrer Persönlichkeit wahrnehmen. Eine hilfreiche Strategie ist hier das bewusste Integrieren der bisherigen Lebenserfahrungen in die neue Rolle: Beispielsweise können Projektmanagement-Skills aus dem Berufsleben durchaus beim Organisieren des Familienalltags nützlich sein. Die körperlichen Aspekte der Mutterschaft stellen für viele späte Mütter eine besondere Herausforderung dar [s137]. Gerade Frauen, die vor der Schwangerschaft sehr aktiv waren, müssen lernen, ihre Erwartungen an die neue Lebensphase anzupassen [s138]. Hier hat sich das Konzept des Selbstmitgefühls als besonders wertvoll erwiesen: Statt sich für reduzierte sportliche Aktivitäten zu verurteilen, können Mütter lernen, diese Phase als vorübergehend zu akzeptieren und kreative Lösungen zu finden. Ein praktischer Ansatz ist beispielsweise das "Workout mit Baby", bei dem das Kind in die Bewegungseinheiten integriert wird. Die gesellschaftlichen und kulturellen Erwartungen spielen bei der Rollenfindung eine wichtige Rolle [s135]. Späte Mütter sehen sich oft mit besonderen Vorurteilen konfrontiert, etwa bezüglich ihrer Energie oder Belastbarkeit. Ein konstruktiver Umgang damit kann sein, sich bewusst mit anderen späten Müttern zu vernetzen und eine unterstützende Community aufzubauen. Viele Städte bieten mittlerweile spezielle Krabbelgruppen oder Yogakurse für Mütter 40+ an. Die Entwicklung vom "Ich" zum "Wir" ist ein zentraler Aspekt der Rollenfindung [s136]. Dabei geht es nicht um den völligen Verlust der eigenen Identität, sondern um eine Erweiterung des Selbstverständnisses. Späte Mütter können hier von ihrer Lebenserfahrung profitieren und bewusst Strategien entwickeln, um beide Aspekte ihrer Identität zu pflegen. Ein praktischer Tipp ist das Einführen von "Me-Time-Ritualen", die fest im Familienalltag verankert werden. Die psychologische Anpassung an die Mutterrolle erfolgt schrittweise [s135]. Dabei ist es wichtig zu verstehen, dass Unsicherheiten und Zweifel normal sind und nicht als persönliches Versagen interpretiert werden sollten. Eine hilfreiche Strategie ist das Führen eines Mutterschafts-Tagebuchs, in dem Erfolge, Herausforderungen und Entwicklungsschritte dokumentiert werden. Für die erfolgreiche Rollenfindung ist auch die Beziehungsgestaltung zum Partner von großer Bedeutung [s137]. Späte Mütter haben oft den Vorteil einer gefestigten Partnerschaft, müssen aber dennoch lernen, die neue Dynamik zu navigieren. Regelmäßige "Beziehungs-Check-ins" und eine offene Kommunikation über Bedürfnisse und Erwartungen können hier sehr hilfreich sein. Die Integration der Mutterrolle in das bestehende Selbstbild ist ein kontinuierlicher Prozess [s137], der Zeit und Geduld erfordert. Dabei ist es wichtig, sich von perfektionistischen Ansprüchen zu lösen und stattdessen eine realistische und wohlwollende Haltung zu entwickeln. Ein praktischer Ansatz ist das Erstellen einer "Erfolgs-Liste", die nicht nur die Fortschritte des Kindes, sondern auch die eigene Entwicklung als Mutter dokumentiert.

## Glossar

**Me-Time-Ritual**
Regelmäßige, fest eingeplante Zeitfenster zur Selbstfürsorge und Erholung, die bewusst ohne Familie oder andere Verpflichtungen verbracht werden

**Transformationsprozess**
Eine grundlegende Veränderung der Persönlichkeit und Lebensweise, die verschiedene Phasen durchläuft und zu einer Neuausrichtung der eigenen Identität führt

## 4. 3. 2. Selbstfürsorge im Familienalltag

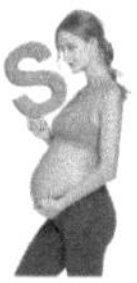

Selbstfürsorge im Familienalltag gewinnt besonders für Eltern über 40 eine zentrale Bedeutung, da sie häufig multiple Rollen und Verantwortungen jonglieren müssen. Die Forschung zeigt deutlich, dass gezielte Selbstfürsorge nicht nur das eigene Wohlbefinden steigert, sondern auch direkt die Qualität der Kindererziehung und das gesamte Familienklima positiv beeinflusst [s139]. Ein wesentlicher Aspekt der Selbstfürsorge ist die emotionale Selbstregulation. Gerade in stressigen Situationen, wenn beispielsweise das Kleinkind einen Wutanfall hat und gleichzeitig wichtige Arbeits-E-Mails beantwortet werden müssen, ist die Fähigkeit zur Emotionsregulation entscheidend [s140]. Eine praktische Übung hierfür ist die "3-3-3-Methode": Drei tiefe Atemzüge nehmen, drei Dinge im Raum benennen und drei Körperempfindungen wahrnehmen. Diese kurze Achtsamkeitsübung lässt sich problemlos in den Alltag integrieren und hilft, einen kühlen Kopf zu bewahren. Die Bewältigung multipler Stressoren erfordert ein durchdachtes Ressourcenmanagement [s141]. Ein effektiver Ansatz ist das "Energiekonto-Modell": Wie bei einem Bankkonto sollten Eltern täglich darauf achten, dass neben den "Ausgaben" (Fürsorge für andere) auch "Einnahmen" (Selbstfürsorge) stehen. Konkret könnte das bedeuten, dass nach dem Zu-Bett-Bringen der Kinder bewusst 30 Minuten für eine entspannende Aktivität reserviert werden, sei es Lesen, Meditation oder ein entspannendes Bad. Besonders herausfordernd ist die Balance zwischen beruflichen Anforderungen und familiären Verpflichtungen. Eine strukturierte Herangehensweise kann hier Entlastung schaffen: Erstellen Sie einen Wochenplan, der explizit "Selbstfürsorge-Slots" enthält. Diese sollten genauso verbindlich behandelt werden wie berufliche Termine. Ein praktisches Beispiel wäre der "Mittwoch-Morgen-Spaziergang" vor der Arbeit oder die "Freitag-Abend-Yoga-Session". Die finanzielle Dimension der Selbstfürsorge wird oft unterschätzt [s139]. Ein stabiles finanzielles Fundament reduziert Stress und schafft Freiräume für Aktivitäten, die das eigene Wohlbefinden fördern. Praktische Ansätze sind das Einrichten eines "Selbstfürsorge-Budgets" oder die Investition in zeitsparende Dienstleistungen wie Haushaltshilfen oder Lebensmittel-Lieferservices. Soziale Unterstützung spielt eine Schlüsselrolle bei der nachhaltigen Selbstfürsorge. Der Aufbau eines verlässlichen Unterstützungsnetzwerks ist dabei essenziell [s142]. Dies kann durch regelmäßige Treffen mit anderen Eltern, die Teilnahme an Eltern-Kind-

Gruppen oder den Austausch in Online-Communities realisiert werden. Ein konkreter Tipp ist das Einrichten einer "Eltern-Auszeit-Rotation", bei der sich mehrere Familien beim Kinderhüten abwechseln. Die digitale Balance gewinnt zunehmend an Bedeutung [s140]. Ein "Digital Detox" kann dabei helfen, mental präsenter für die Familie zu sein. Praktische Umsetzungsmöglichkeiten sind handyfreie Zeiten während der Mahlzeiten oder das Einrichten von "Tech-Free-Zones" in bestimmten Bereichen der Wohnung. Für pflegende Familienangehörige ist die Selbstfürsorge besonders wichtig [s143]. Sie sollten aktiv nach Entlastungsmöglichkeiten suchen und diese ohne schlechtes Gewissen in Anspruch nehmen. Ein strukturierter Ansatz ist das Führen eines "Belastungstagebuchs", das hilft, Warnsignale für Überforderung frühzeitig zu erkennen. Die Integration von Bewegung in den Alltag ist ein weiterer wichtiger Baustein der Selbstfürsorge. Statt separater Sporteinheiten können Bewegungselemente geschickt in Familienaktivitäten eingebaut werden: gemeinsame Fahrradtouren, "Tanz-Pausen" beim Kochen oder Bewegungsspiele im Garten. Letztlich ist Selbstfürsorge kein Luxus, sondern eine Notwendigkeit für ein gesundes Familienleben. Die Entwicklung einer positiven Selbstfürsorge-Routine braucht Zeit und sollte als kontinuierlicher Prozess verstanden werden, der sich den wandelnden Familienbedürfnissen anpasst.

## Glossar

**Digital Detox**

Eine bewusste Auszeit von digitalen Geräten und Online-Aktivitäten, die typischerweise zwischen 24 Stunden und mehreren Wochen dauern kann. Zielt auf die Wiederherstellung der natürlichen Aufmerksamkeitsspanne und Stressreduktion ab.

**Emotionsregulation**

Die Fähigkeit, eigene Gefühle wahrzunehmen, zu verstehen und deren Intensität und Ausdruck bewusst zu steuern. Basiert auf neurologischen Prozessen im präfrontalen Cortex des Gehirns.

**Zusammenfassung - 4. 3. Persönliche Entwicklung**

- Späte Mütter zeigen eine differenziertere Wahrnehmung der Veränderungen und größere emotionale Reife bei neuen Herausforderungen
- Projektmanagement-Skills aus dem Berufsleben erweisen sich als wertvoll beim Organisieren des Familienalltags
- Das Konzept des Selbstmitgefühls hilft besonders bei der Anpassung sportlicher Aktivitäten in der neuen Lebensphase
- Die Integration von "Me-Time-Ritualen" ist ein wichtiger Erfolgsfaktor für die Balance zwischen Ich und Wir
- Ein Mutterschafts-Tagebuch unterstützt die psychologische Anpassung durch Dokumentation von Erfolgen und Entwicklungsschritten
- Die "3-3-3-Methode" dient als effektive Achtsamkeitsübung zur Emotionsregulation im Familienalltag
- Das "Energiekonto-Modell" hilft bei der ausgewogenen Verteilung zwischen Fürsorge und Selbstfürsorge
- Explizite "Selbstfürsorge-Slots" im Wochenplan sollten wie berufliche Termine behandelt werden
- Eine "Eltern-Auszeit-Rotation" mit mehreren Familien ermöglicht regelmäßige Erholungsphasen
- "Tech-Free-Zones" in der Wohnung fördern die mentale Präsenz für die Familie

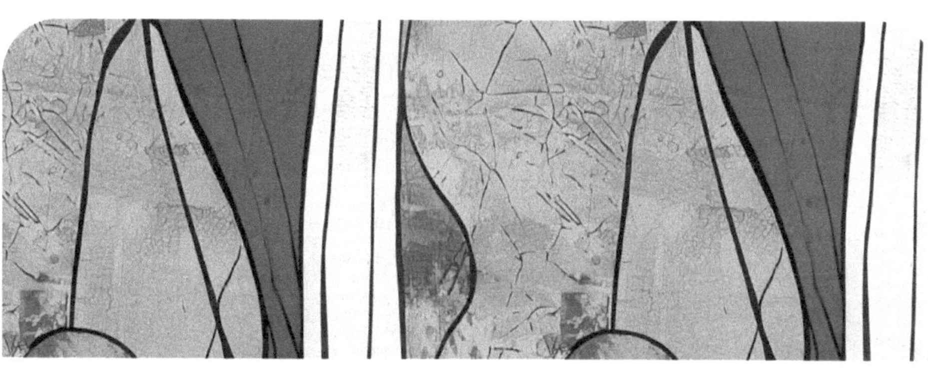

**Rückblick - 4. Leben mit Kind ab 40**

- Ab 40 steigt die Bedeutung präventiver Gesundheitsvorsorge mit jährlichen Blutdruckkontrollen und Cholesterinwerten alle 5 Jahre bei normalen Werten.
- Die mediterrane Ernährung senkt nachweislich das Risiko für Herz-Kreislauf-Erkrankungen.
- Darmkrebsvorsorge wird ab 45 Jahren besonders wichtig.
- Das Diabetes-Screening sollte ab 35 Jahren alle drei Jahre erfolgen, besonders bei Übergewicht.
- Drei von vier Müttern erwarten mehr Unterstützung von ihren Arbeitgebern.
- Das "Flexible-Four"-Modell ermöglicht die Verteilung der 40-Stunden-Woche auf vier Tage.
- Das "Tandem-Modell" ermöglicht zwei Teilzeitkräften sich eine Position zu teilen.
- Eisenreiche Lebensmittel stabilisieren die Energielevels und beugen Anämie vor.
- Die Kombination mit Vitamin C verbessert die Eisenaufnahme.
- Die "20-80-Regel" empfiehlt 80% der Energie für geplante Aktivitäten und 20% als Reserve.
- Späte Mütter berichten oft von einer differenzierteren Wahrnehmung der Veränderungen.
- Die "3-3-3-Methode" hilft bei der Emotionsregulation: Drei Atemzüge, drei Dinge benennen, drei Körperempfindungen wahrnehmen.
- Das "Energiekonto-Modell" balanciert "Ausgaben" (Fürsorge für andere) mit "Einnahmen" (Selbstfürsorge).
- Eine "Eltern-Auszeit-Rotation" ermöglicht gegenseitige Entlastung beim Kinderhüten.

**Kostenlose Zusatzangebote in Planung**

Wir freuen uns, Ihnen künftig ergänzende kostenlose Materialien zu diesem Buch anbieten zu können:

- Ein exklusives Bonuskapitel mit zusätzlichen Inhalten
- Eine kompakte Zusammenfassung des gesamten Buches im PDF-Format

Die Veröffentlichung dieser Materialien ist für Januar 2025 geplant.
Besuchen Sie gerne schon heute unsere Website. Sobald unser Newsletter-Service startet (voraussichtlich Januar 2025), können Sie sich dort für Updates registrieren und verpassen keine Neuigkeiten zu den kostenlosen Zusatzangeboten.

SaageBooks.com/de/elternschaft_40-bonus-J1PQYG

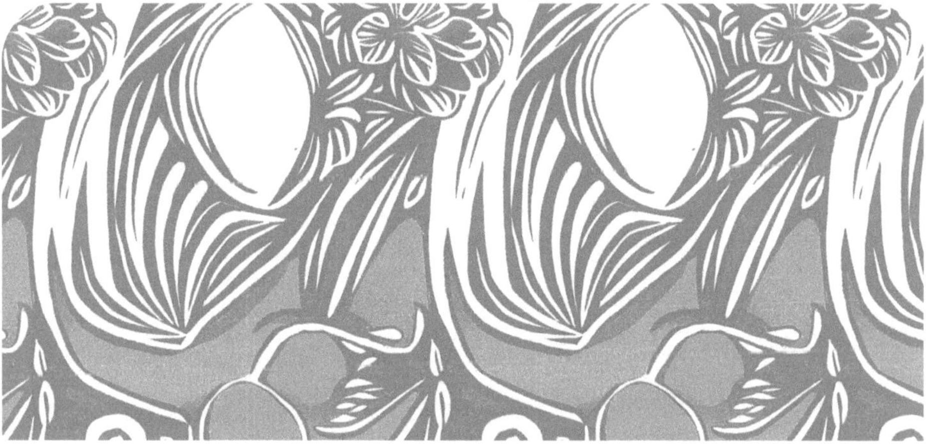

**Liebe Leserinnen, liebe Leser,**

Ich fühle mich sehr geehrt, dass Sie sich die Zeit genommen haben, mein Buch von Anfang bis Ende zu lesen. Als Autor ist es mein größter Wunsch, Ihnen wertvolle Erkenntnisse und praktische Hilfestellungen mit auf den Weg zu geben. Ihr Vertrauen in meine Arbeit bedeutet mir sehr viel. Ich hoffe, die Lektüre war für Sie bereichernd. Sollten Sie Fragen oder Anregungen haben, können Sie mich gerne über unsere Website kontaktieren.

Wenn Ihnen dieses Buch gefallen hat, würde ich mich sehr über eine ehrliche Rezension freuen. Ihre Meinung ist mir wichtig und hilft anderen Lesern bei ihrer Entscheidung. Sie können Ihre ehrliche Bewertung ganz einfach auf der Verkaufsplattform hinterlassen, über die Sie das Buch erworben haben.
Vielen Dank für Ihre Unterstützung!

**Artemis Saage**

Saage Media GmbH

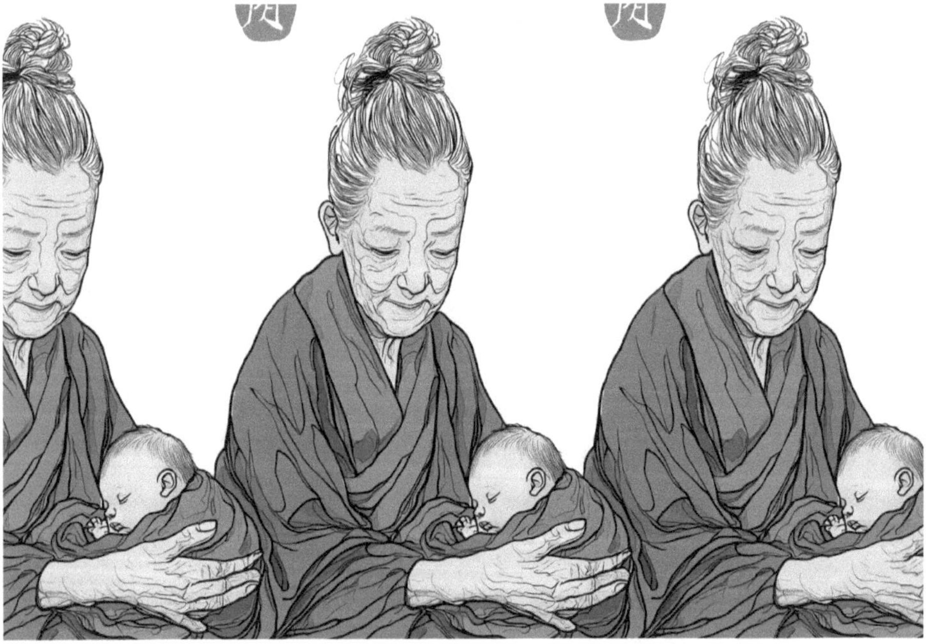

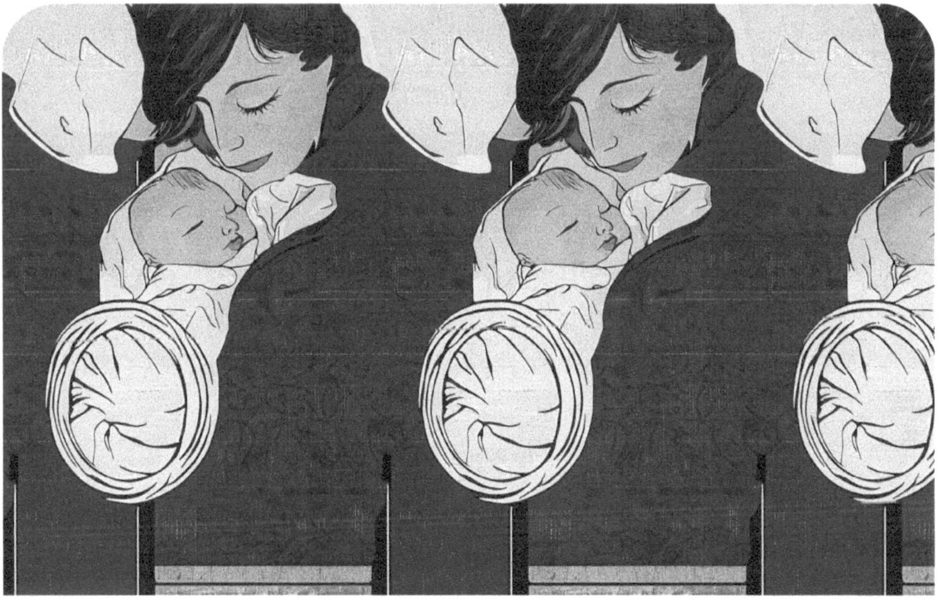

# Quellen

**Mein aufrichtiger Dank gilt allen Autorinnen und Autoren der zitierten wissenschaftlichen und nicht-wissenschaftlichen Quellen, den Betreibern der referenzierten Internetseiten sowie den Urheberinnen und Urhebern der verwendeten Bilder, Grafiken und Studien, deren wertvolle Arbeiten wesentlich zur Entstehung dieses Buches beigetragen haben.**
Für weitere Informationen empfehle ich Ihnen, die verlinkten Quellen-Websites zu besuchen.

Alle Quellen wurden zuletzt aufgerufen am: 2025-01-01


**[s1]** - https://pubmed.ncbi.nlm.nih.gov/9334293/
**Autor:** S W Lamberts, A W van den Beld, A J van der Lely **Titel:** The endocrinology of aging
**Erscheinungsdatum:** 1997-10-17 **Webseite:** PubMed
**Publisher:** Science

**[s2]** - https://www.lidsen.com/journals/geriatrics/geriatrics-08-02-276
**Autor:** Ayodeji Folorunsho Ajayi, Oluwole Tolulope David, Adelakun Ademola Ayodele, Ajayi Lydia Oluwatoyin, Oyowvi Mega Obukohwo, Oyedokun Precious, Akanbi Grace Bosede, Dare Sarah Nene, Adeniran Adebola Magret **Titel:** Andropause: A Neglected Disease Entity
**von:** LIDSEN Publishing Inc. **Erscheinungsdatum:** April 03, 2024
**Webseite:** LIDSEN Publishing **Publisher:** LIDSEN Publishing Inc.

**[s3]** - https://www.nhs.uk/conditions/male-menopause/
**Titel:** The male menopause **von:** NHS
**Erscheinungsdatum:** 13 October 2022 **Webseite:** NHS

**[s4]** - https://medlineplus.gov/ency/article/004017.htm
**Titel:** Aging changes in the male reproductive system **von:** A.D.A.M., Inc.
**Erscheinungsdatum:** 06012025 **Webseite:** MedlinePlus
**Publisher:** National Library of Medicine

**[s5]** - https://www.who.int/news-room/fact-sheets/detail/menopause
**Autor:** World Health Organization: WHO **Titel:** Menopause
**Erscheinungsdatum:** 16 October 2024 **Webseite:** World Health Organization

**[s6]** - https://www.ncbi.nlm.nih.gov/pmc/articles/PMC8616291/
**Autor:** Gwidong Han, Seong-Hyeon Hong, Seung-Jae Lee, Seung-Pyo Hong, Chunghee Cho **Titel:** Transcriptome Analysis of Testicular Aging in Mice
**von:** Gwangju Institute of Science and Technology **Erscheinungsdatum:** 2021-10-26
**Webseite:** NCBI **Publisher:** MDPI

**[s7]** - https://www.ncbi.nlm.nih.gov/books/NBK576440/
**Autor:** Amy Owen; Karen Carlson; Paul B. Sparzak **Titel:** Age-Related Fertility Decline
**von:** StatPearls Publishing **Erscheinungsdatum:** 2024 Jan
**Webseite:** NCBI Bookshelf **Publisher:** StatPearls Publishing

**[s8]** - https://www.asrm.org/globalassets/_asrm/practice-guidance/practice-guidelines/pdf/testing_and_interpreting_measures_of_ovarian_reserve.pdf
**Autor:** Practice Committee of the American Society for Reproductive Medicine **Titel:** Testing and interpreting measures of ovarian reserve: a committee opinion
**von:** American Society for Reproductive Medicine **Erscheinungsdatum:** December 2020
**Webseite:** American Society for Reproductive Medicine **Publisher:** Elsevier Inc.

**[s9]** - https://www.aging-us.com/article/102864/text
**Autor:** Jing-Jing Zhang, Xiaoyan Liu, Li Chen, Shouxin Zhang, Xia Zhang, Cuifang Hao, Yi-Liang Miao **Titel:** Advanced maternal age alters expression of maternal effect genes that are essential for human oocyte quality
**von:** Impact Journals, LLC. **Erscheinungsdatum:** February 25, 2020
**Webseite:** Aging **Publisher:** Impact Journals, LLC.

**[s10]** - https://link.springer.com/article/10.1007/s40618-016-0497-6
**Autor:** B. Meczekalski, A. Czyzyk, M. Kunicki, A. Podfigurna-Stopa, L. Plociennik, G. Jakiel, M. Maciejewska-Jeske, K. Lukaszuk **Titel:** Fertility in women of late reproductive age: the r ole of serum anti-Mllerian hormone (AMH) levels in its assessment
**Erscheinungsdatum:** 14 June 2016 **Webseite:** SpringerLink
**Publisher:** Journal of Endocrinological Investigation

**[s11]** - https://pubmed.ncbi.nlm.nih.gov/22082792/
**Autor:** Kimberly Liu, Allison Case **Titel:** Advanced reproductive age and fertility
**von:** REPRODUCTIVE ENDOCRINOLOGY AND INFERTILITY COMMITTEE **Erscheinungsdatum:** 2011-11
**Webseite:** PubMed **Publisher:** J Obstet Gynaecol Can

**[s12]** - https://pubmed.ncbi.nlm.nih.gov/22978268/
**Autor:** Deepika Nehra, Hau D Le, Erica M Fallon, Sarah J Carlson, Dori Woods, Yvonne A White, Amy H Pan, Lankai Guo, Scott J Rodig, Jonathan L Tilly, Bo R Rueda, Mark Puder
**Titel:** Prolonging the female reproductive lifespan and improving egg quality with dietary omega-3 fatty acids
**von:** Childrens Hospital Boston
**Erscheinungsdatum:** 2012-10-19
**Webseite:** PubMed
**Publisher:** Blackwell Publishing LtdAnatomical Society of Great Britain and Ireland

**[s13]** - https://www.ncbi.nlm.nih.gov/pmc/articles/PMC7940751/
**Autor:** Lori R Bernstein, Nathan R Treff
**Titel:** Editorial: Causes of Oocyte Aneuploidy and Infertility in Advanced Maternal Age and Emerging Therapeutic Approaches
**von:** Pregmama, LLC
**Erscheinungsdatum:** 2021-02-23
**Webseite:** NCBI
**Publisher:** Frontiers in Endocrinology

**[s14]** - https://www.shadygrovefertility.com/article/ten-things-to-know-about-your-egg-supply/
**Autor:** Candice B. O'Hern (Perfetto), M.D.
**Titel:** 10 things to know about your egg supply and ovarian reserve
**von:** Shady Grove Fertility
**Erscheinungsdatum:** 07052023
**Webseite:** Shady Grove Fertility

**[s15]** - https://www.nature.com/articles/s41598-020-76543-y
**Autor:** Xiuliang Dai, Yufeng Wang, Haiyan Yang, Tingting Gao, Chunmei Yu, Fang Cao, Xiyang Xia, Jun Wu, Xianju Zhou, Li Chen
**Titel:** AMH has no role in predicting oocyte quality in women with advanced age undergoing IVFICSI cycles
**von:** Changzhou Maternal and Health Care Hospital
**Erscheinungsdatum:** 2020-11-12
**Webseite:** Nature
**Publisher:** Scientific Reports

**[s16]** - https://rbej.biomedcentral.com/articles/10.1186/s12958-020-00668-y
**Autor:** Iman Halvaei, Julia Litzky, Navid Esfandiari
**Titel:** Advanced paternal age: effects on sperm parameters, assisted reproduction outcomes and offspring health
**von:** BMC (BioMed Central)
**Erscheinungsdatum:** 2020-11-13
**Webseite:** Reproductive Biology and Endocrinology
**Publisher:** BioMed Central

**[s17]** - https://www.ncbi.nlm.nih.gov/pmc/articles/PMC10420110/
**Autor:** Marwa Lahimer, Debbie Montjean, Rosalie Cabry, Severine Capelle, Elodie Lefranc, Vronique Bach, Mounir Ajina, Habib Ben Ali, Hafida Khorsi-Cauet, Moncef Benkhalifa
**Titel:** Paternal Age Matters: Association with Sperm Criteria's- Spermatozoa DNA Integrity and Methylation Profile
**von:** Fertilys, Centres de Fertilit
**Erscheinungsdatum:** 2023 Jul 27
**Webseite:** NCBI
**Publisher:** MDPI

**[s18]** - https://www.aging-us.com/article/102120/text
**Autor:** Aleksandra Rosiak-Gill, Kamil Gill, Joanna Jakubik, Monika Fraczek, Lukasz Patorski, Dariusz Gaczarzewicz, Rafal Kurzawa, Maciej Kurpisz, Malgorzata Piasecka
**Titel:** Age-related changes in human sperm DNA integrity
**von:** Impact Journals, LLC.
**Erscheinungsdatum:** August 13, 2019
**Webseite:** Aging
**Publisher:** Impact Journals, LLC.

**[s19]** - https://www.aging-us.com/article/204546/text
**Autor:** Laura Bernhardt, Marcus Dittrich, Andreas Prell, Ramya Potabattula, Charis Drummer, Rdiger Behr, Thomas Hahn, Martin Schorsch, Tobias Mller, Thomas Haaf
**Titel:** Age-related methylation changes in the human sperm epigenome
**von:** Impact Journals, LLC.
**Erscheinungsdatum:** February 27, 2023
**Webseite:** Aging
**Publisher:** Impact Journals, LLC.

**[s20]** - https://www.betterhealth.vic.gov.au/health/conditionsandtreatments/age-and-fertility
**Titel:** Age and fertility
**von:** Department of Health, State Government of Victoria
**Erscheinungsdatum:** 2023-09-28
**Webseite:** Better Health Channel

**[s21]** - https://www.nature.com/articles/s41598-021-84051-w
**Autor:** Giulia Collodel, Fabio Ferretti, Maurizio Masini, Giacomo Gualtieri, Elena Moretti
**Titel:** Influence of age on sperm characteristics evaluated by light and electron microscopies
**von:** Nature Publishing Group
**Erscheinungsdatum:** 2021-03-02
**Webseite:** Nature
**Publisher:** Scientific Reports

**[s22]** - https://pubmed.ncbi.nlm.nih.gov/25928123/
**Autor:** Rakesh Sharma, Ashok Agarwal, Vikram K Rohra, Mourad Assidi, Muhammad Abu-Elmagd, Rola F Turki
**Titel:** Effects of increased paternal age on sperm quality, reproductive outcome and associated epigenetic risks to offspring
**von:** Cleveland Clinic, King Abdulaziz University
**Erscheinungsdatum:** 2015-04-19
**Webseite:** PubMed
**Publisher:** Reproductive Biology and Endocrinology

**[s23]** - https://pubmed.ncbi.nlm.nih.gov/15192059/
**Autor:** Bianca Khnert, Eberhard Nieschlag
**Titel:** Reproductive functions of the ageing male
**von:** Institute of Reproductive Medicine of the University
**Erscheinungsdatum:** 2004-06-10
**Webseite:** PubMed
**Publisher:** Hum Reprod Update

**[s24]** - https://www.yourfertility.org.au/everyone/age
**Autor:** Liz Ellis
**Titel:** Age and Fertility
**von:** Your Fertility
**Webseite:** Your Fertility

**[s25]** - https://fertility.womenandinfants.org/blog/fertility-diet
**Autor:** Dr. Meghan C.H. Ozcan
**Titel:** What Is the Optimal Fertility Diet?
**von:** Women and Infants Fertility Center
**Erscheinungsdatum:** July 1, 2022
**Webseite:** Women and Infants

**[s26]** - https://www.collaborativewomenscare.com/blog/5-ways-to-improve-your-fertility-after-35
**Titel:** 5 Ways to Improve Your Fertility After 35
**von:** Collaborative Womens Care
**Webseite:** Collaborative Womens Care

**[s27]** - https://www.betterhealth.vic.gov.au/health/healthyliving/Conceiving-a-baby
**Titel:** Conceiving a baby
**von:** Better Health Channel
**Erscheinungsdatum:** 2023-02-24
**Webseite:** Better Health Channel

**[s28]** - https://fertilityresearchandpractice.biomedcentral.com/articles/10.1186/s40738-015-0003-4
**Autor:** Gretchen Garbe Collins, Brooke V. Rossi
**Titel:** The impact of lifestyle modifications, diet, and vitamin supplementation on natural fertility
**Erscheinungsdatum:** 25 July 2015
**Webseite:** Fertility Research and Practice
**Publisher:** BMC

**[s29]** - https://gremjournal.com/journal/04-2020/how-to-improve-fertility-in-women-with-anovulatory-polycystic-ovary-syndrome-pcos/
**Autor:** Lino Del Pup, Andrea Borini **Titel:** How to improve fertility in women with anovulatory polycystic ovary syndrome (PCOS)
**von:** GREM - Gynecological and Reproductive Endocrinology Metabolism **Erscheinungsdatum:** 04-2020
**Webseite:** GREM Journal

**[s30]** - https://www.asrm.org/globalassets/_asrm/practice-guidance/practice-guidelines/pdf/optimizing_natural_fertility.pdf
**Autor:** Practice Committee of the American Society for Reproductive Medicine and the Practice Committee of the Society for Reproductive Endocrinology and Infertility **Titel:** Optimizing natural fertility: a committee opinion
**von:** American Society for Reproductive Medicine **Erscheinungsdatum:** November 21, 2021
**Webseite:** ASRM **Publisher:** Elsevier Inc.

**[s31]** - https://www.ncbi.nlm.nih.gov/books/NBK576440/
**Autor:** Amy Owen; Karen Carlson; Paul B. Sparzak **Titel:** Age-Related Fertility Decline
**von:** StatPearls Publishing **Erscheinungsdatum:** 2024 Jan
**Webseite:** NCBI Bookshelf **Publisher:** StatPearls Publishing

**[s32]** - https://nutritionj.biomedcentral.com/articles/10.1186/s12937-021-00757-7
**Autor:** Elizabeth A. Sanderman, Sydney K. Willis, Lauren A. Wise **Titel:** Female dietary patterns and outcomes of in vitro fertilization (IVF): a systematic literature review
**von:** BMC Nutrition Journal **Erscheinungsdatum:** 18 January 2022
**Webseite:** Nutrition Journal **Publisher:** BMC

**[s33]** - https://www.fcionline.com/article/fertility-nutrition-and-fitness-plan/
**Autor:** Dr. Jennifer E. Hirshfeld-Cytron **Titel:** Fertility nutrition fitness plan
**von:** Fertility Centers of Illinois **Erscheinungsdatum:** December 7, 2022
**Webseite:** Fertility Centers of Illinois

**[s34]** - https://rbej.biomedcentral.com/articles/10.1186/1477-7827-11-66
**Autor:** Rakesh Sharma, Kelly R Biedenharn, Jennifer M Fedor, Ashok Agarwal **Titel:** Lifestyle factors and reproductive health: taking control of your fertility
**Erscheinungsdatum:** 16 July 2013 **Webseite:** Reproductive Biology and Endocrinology
**Publisher:** BioMed Central

**[s35]** - https://www.shadygrovefertility.com/article/preconception-vs-prenatal-vitamins-q-a/
**Autor:** Dr. Eric Widra **Titel:** QA: Preconception vs. Prenatal Vitamins
**von:** Shady Grove Fertility **Erscheinungsdatum:** 08142018
**Webseite:** Shady Grove Fertility

**[s36]** - https://www.ncbi.nlm.nih.gov/pmc/articles/PMC8591222/
**Autor:** Yujie Shang, Huifang Zhou, Ruohan He, Wentian Lu **Titel:** Dietary Modification for Reproductive Health in Women With Polycystic Ovary Syndrome: A Systematic Review and Meta-Analysis
**Erscheinungsdatum:** 2021-11-01 **Webseite:** NCBI
**Publisher:** Frontiers in Endocrinology

**[s37]** - https://www.nature.com/articles/s41430-021-00920-7
**Autor:** Bettina Hieronimus, Regina Ensenauer **Titel:** Influence of maternal and paternal pre-conception overweightobesity on offspring outcomes and strategies for prevention
**Erscheinungsdatum:** 15 June 2021 **Webseite:** Nature
**Publisher:** European Journal of Clinical Nutrition

**[s38]** - https://healthcare.utah.edu/the-scope/health-library/all/2023/12/fertility-treatments-after-age-40
**Autor:** Kirtly Parker Jones, MD; Erica Johnstone, MD **Titel:** Fertility Treatments After Age 40
**von:** University of Utah **Erscheinungsdatum:** 2023-12-21
**Webseite:** The Scope **Publisher:** U of U Health

**[s39]** - https://www.myivfanswers.com/advanced-age/
**Titel:** Advanced Maternal Age **von:** myIVFanswers.com
**Webseite:** myIVFanswers.com **Publisher:** The European Fertility Society C.I.C.

**[s40]** - https://www.glowm.com/pdf/section1_chapter1.pdf
**Autor:** Larisa Corda, Amita Khanapure, Mahantesh Karoshi **Titel:** Biopanic, advanced maternal age and fertility outcomes
**Webseite:** Glowm

**[s41]** - https://www.coe.int/t/dg3/healthbioethic/activities/07_human_genetics_en/INF(2015)6%20e%20dpi%20dpn.pdf
**Titel:** Background document on preimplantation and prenatal genetic testing **von:** Council of Europe
**Erscheinungsdatum:** 2015-05-07 **Webseite:** Council of Europe

**[s42]** - https://www.nature.com/articles/s41598-023-37071-7
**Autor:** Jirina Kocourkov, Anna Stastn, Boris Burcin **Titel:** The influence of the increasing use of assisted reproduction technologies on the recent growth in fertility in Czechia
**von:** Nature Publishing Group **Erscheinungsdatum:** 2023-07-05
**Webseite:** Nature **Publisher:** Scientific Reports

**[s43]** - https://www.nytimes.com/interactive/2023/05/14/well/family/motherhood-after-40.html
**Autor:** Dani Blum **Titel:** Joy, Loneliness, 'Rejuvenation:' Becoming a Mother After 40
**von:** The New York Times **Erscheinungsdatum:** 2023-05-14
**Webseite:** The New York Times **Publisher:** The New York Times

**[s44]** - https://link.springer.com/article/10.1007/s11019-023-10172-w
**Autor:** Eva De Clercq, Andrea Martani, Nicolas Vulliemoz, Bernice S. Elger, Tenzin Wangmo **Titel:** Rethinking advanced motherhood: a new ethical narrative
**von:** Springer **Erscheinungsdatum:** 2023-09-03
**Webseite:** SpringerLink **Publisher:** Springer

**[s45]** - https://www.ncbi.nlm.nih.gov/pmc/articles/PMC10068295/
**Autor:** Erica Ginstrom Ernstad, Charles Hanson, Kjell Wanggren, Ann Thurin-Kjellberg, Cecilia Hulthe Soderberg, Elisabeth Syk Lundberg, Max Petzold, Ulla-Britt Wennerholm, Christina Bergh **Titel:** Preimplantation genetic testing and child health: a national register-based study
**von:** Sahlgrenska University Hospital, Karolinska Institutet, University of Gothenburg **Erscheinungsdatum:** 2023-02-07
**Webseite:** NCBI **Publisher:** Oxford University Press on behalf of European Society of Human Reproduction and Embryology

**[s46]** - https://humgenomics.biomedcentral.com/articles/10.1186/s40246-022-00442-8
**Autor:** Hui Yang, Andrew Thomas DeWan, Mayur M. Desai, Sten H. Vermund **Titel:** Preimplantation genetic testing for aneuploidy: challenges in clinical practice
**von:** Yale School of Public Health **Erscheinungsdatum:** 20 December 2022
**Webseite:** BMC Human Genomics **Publisher:** BioMed Central

**[s47]** - https://www.nature.com/articles/gim2008104
**Autor:** Susannah Baruch, David J Kaufman, Kathy L Hudson **Titel:** Preimplantation genetic screening: a survey of in vitro fertilization clinics
**von:** Johns Hopkins University **Erscheinungsdatum:** September 2008
**Webseite:** Nature **Publisher:** Genetics in Medicine

**[s48]** - https://genomemedicine.biomedcentral.com/articles/10.1186/s13073-015-0160-4
**Autor:** Akash Kumar, Allison Ryan, Jacob O Kitzman, Nina Wemmer, Matthew W Snyder, Styrmir Sigurjonsson, Choli Lee, Milena Banjevic, Paul W Zarutskie, Alexandra P Lewis, Jay Shendure, Matthew Rabinowitz **Titel:** Whole genome prediction for preimplantation genetic diagnosis
**von:** BMC **Erscheinungsdatum:** 2015-04-08
**Webseite:** Genome Medicine **Publisher:** BioMed Central

**[s49]** - https://static.cigna.com/assets/chcp/pdf/coveragePolicies/medical/mm_0514_coveragepositioncriteria_genetic_testing_repro_carrier_prenatal.pdf
**Titel:** Medical Coverage Policy: 0514 Genetic Testing for Reproductive Carrier Screening and Prenatal Diagnosis **von:** Cigna
**Erscheinungsdatum:** 1112024 **Publisher:** The Cigna Group

**[s50]** - https://www.bluecrossnc.com/content/dam/bcbsnc/pdf/providers/policies-guidelines-codes/policies/commercial/laboratory/preimplantation_genetic_testing.pdf
**Titel:** Pre-Implantation Genetic Testing AHS M2039 **von:** Blue Cross and Blue Shield of North Carolina
**Erscheinungsdatum:** 042020 **Webseite:** Blue Cross and Blue Shield of North Carolina

**[s51]** - https://www.coe.int/t/dg3/healthbioethic/activities/07_human_genetics_en/INF(2015)6%20e%20dpi%20dpn.pdf
**Titel:** Background document on preimplantation and prenatal genetic testing **von:** Council of Europe
**Erscheinungsdatum:** 2015-05-07 **Webseite:** Council of Europe

**[s52]** - https://www.asrm.org/globalassets/_asrm/practice-guidance/practice-guidelines/pdf/use_of_preimplantation_genetic_testing_for_aneuploidy.pdf
**Autor:** Practice Committees of the American Society for Reproductive Medicine and the Society for Assisted Reproductive Technology **Titel:** The use of preimplantation genetic testing for aneuploidy: a committee opinion
**von:** American Society for Reproductive Medicine **Erscheinungsdatum:** May 18, 2024
**Webseite:** American Society for Reproductive Medicine **Publisher:** Elsevier Inc.

**[s53]** - https://ibis.utah.gov/ibisph-view/topic/Immunization.html
**Titel:** Immunization **von:** Utah Department of Health and Human Services
**Erscheinungsdatum:** 2024-06-26 **Webseite:** Utahs Public Health Indicator Based Information System (IBIS)

**[s54]** - https://www.nhs.uk/conditions/nhs-health-check/
**Titel:** NHS Health Check **von:** NHS
**Erscheinungsdatum:** 14 August 2023 **Webseite:** NHS

**[s55]** - https://medlineplus.gov/ency/article/007465.htm
**Titel:** Health screenings for men ages 40 to 64 **von:** National Library of Medicine
**Webseite:** MedlinePlus

**[s56]** - https://www.bcbsal.org/rapidresponse/pdf/FHV-46.pdf
**Autor:** Blue Cross and Blue Shield of Alabama **Titel:** How to Use the Preventive Screenings Tool Kit
**Webseite:** AlabamaBlue.com

**[s57]** - https://www.healthcare.gov/preventive-care-adults/
**Titel:** Preventive care benefits for adults **von:** U.S. Centers for Medicare Medicaid Services
**Webseite:** HealthCare.gov **Publisher:** Department of Health Human Services

**[s58]** - https://www.trs.texas.gov/Pages/healthcare_covered_preventive_care.aspx
**Titel:** Covered Preventive Care Services **von:** Teachers Retirement System
**Erscheinungsdatum:** September 2022 **Webseite:** Texas Teachers Retirement System

**[s59]** - https://www.nature.com/articles/ejhg2015116
**Autor:** Lea Godino, Eva Pompilii, Federica DAnna, Antonio M Morselli-Labate, Elena Nardi, Marco Seri, Nicola Rizzo, Gianluigi Pilu, Daniela Turchetti **Titel:** Attitudes of women of advanced maternal age undergoing invasive prenatal diagnosis and the impact of genetic counselling
**Erscheinungsdatum:** 27 May 2015 **Webseite:** Nature
**Publisher:** European Journal of Human Genetics

**[s60]** - https://www.who.int/news-room/fact-sheets/detail/birth-defects
**Autor:** World Health Organization: WHO **Titel:** Congenital disorders
**Erscheinungsdatum:** 27 February 2023 **Webseite:** World Health Organization

**[s61]** - https://www.umwomenshealth.org/conditions-treatments/perinatal-assessment
**Titel:** Prenatal Evaluation **von:** University of Michigan Fetal Diagnosis and Treatment Center
**Webseite:** UM Womens Health

**[s62]** - https://www.ohsu.edu/womens-health/prenatal-screening-and-genetics
**Titel:** Prenatal Screening and Genetics **von:** Oregon Health Science University
**Webseite:** OHSU

**[s63]** - https://static.cigna.com/assets/chcp/pdf/coveragePolicies/medical/mm_0514_coveragepositioncriteria_genetic_testing_repro_carrier_prenatal.pdf
**Titel:** Medical Coverage Policy: 0514 Genetic Testing for Reproductive Carrier Screening and Prenatal Diagnosis **von:** Cigna
**Erscheinungsdatum:** 1112024 **Publisher:** The Cigna Group

**[s64]** - https://www.cdc.gov/Mmwr/preview/mmwrhtml/00038393.htm
**Autor:** Richard S. Olney, M.D., M.P.H., Cynthia A. Moore, M.D., Muin J. Khoury, M.D., Ph.D., J. David Erickson, D.D.S., Ph.D., Larry D. Edmonds, M.S.P.H., Lorenzo D. Botto, M.D., Hani K. Atrash, M.D., M.P.H. **Titel:** Chorionic Villus Sampling and Amniocentesis: Recommendations for Prenatal Counseling
**von:** Centers for Disease Control and Prevention (CDC) **Webseite:** CDC

**[s65]** - https://pmc.ncbi.nlm.nih.gov/articles/PMC2880848/
**Autor:** Julie Chevalier Sapp, Sara Chandros Hull, Shelby Duffer, Sarah Zornetzer, Erica Sutton, Theresa M Marteau, Barbara Bowles Biesecker **Titel:** Ambivalence toward undergoing invasive prenatal testing: an exploration of its origins
**von:** National Institutes of Health **Erscheinungsdatum:** 2010-01-01
**Webseite:** PMC **Publisher:** Prenatal Diagnosis

**[s66]** - https://www.uab.edu/shp/cds/images/documents/genetic-counseling/program-supervisor/sample-goals-by-specialty.pdf
**Titel:** Clinical Rotations Sample Goals **von:** University of Alabama at Birmingham
**Webseite:** University of Alabama at Birmingham

**[s67]** - https://pmc.ncbi.nlm.nih.gov/articles/PMC5368032/
**Autor:** Jennifer L Etnier, William B Karper, Se-Yun Park, Chia-Hao Shih, Aaron T Piepmeier, Laurie Wideman **Titel:** Motivating Mature Adults to be Physically Active
**von:** University of North Carolina at Greensboro **Erscheinungsdatum:** 2016-09-06
**Webseite:** NCBI **Publisher:** J Aging Phys Act

**[s68]** - https://www.betterhealth.vic.gov.au/health/healthyliving/resistance-training-health-benefits
**Titel:** Resistance training health benefits **von:** Better Health Channel
**Erscheinungsdatum:** 2007-07-31 **Webseite:** Better Health Channel

**[s69]** - https://odphp.health.gov/healthypeople/objectives-and-data/browse-objectives/physical-activity/evidence-based-resources
**Titel:** Physical Activity Evidence-Based Resources **von:** U.S. Department of Health and Human Services
**Webseite:** Healthy People

**[s70]** - https://womensmidlifehealthjournal.biomedcentral.com/articles/10.1186/s40695-018-0039-9
**Autor:** Annette Joan Thomas, Ellen Sullivan Mitchell, Nancy Fugate Woods **Titel:** The challenges of midlife women: themes from the Seattle midlife Women's health study
**Erscheinungsdatum:** 15 June 2018 **Webseite:** Womens Midlife Health
**Publisher:** BMC

**[s71]** - https://www.ncbi.nlm.nih.gov/pmc/articles/PMC10153588/
**Autor:** Natalie D Pope, Paula K Baldwin, Allison Gibson, Kirsten Smith **Titel:** Becoming a Caregiver: Experiences of Young Adults Moving into Family Caregiving Roles
**von:** University of Kentucky, Western Oregon University, National Institute on Drug Abuse Intramural Research Program **Erscheinungsdatum:** 2022 Jan 28
**Webseite:** NCBI **Publisher:** J Adult Dev

**[s72]** - https://www.psychologytoday.com/us/groups/ma/holliston
**Titel:** Holliston Group Therapy and Support Groups in Holliston, Middlesex County, Massachusetts **von:** Psychology Today
**Webseite:** Psychology Today

**[s73]** - https://www.thephoenixgroup.com/media/4atb0jbl/developing-and-delivering-midlife-mots-evidence-and-insights.pdf
**Autor:** Phoenix Group **Titel:** Developing and delivering Midlife MOTs: evidence and insights
**von:** Phoenix Group **Erscheinungsdatum:** September 2023
**Webseite:** The Phoenix Group

**[s74]** - https://womensmidlifehealthjournal.biomedcentral.com/articles/10.1186/s40695-021-00064-5
**Autor:** Pei-Lin Yang, Margaret M. Heitkemper, Kendra J. Kamp **Titel:** Irritable bowel syndrome in midlife women: a narrative review
**Erscheinungsdatum:** 31 May 2021 **Webseite:** Womens Midlife Health
**Publisher:** BMC

**[s75]** - https://www.hopkinsmedicine.org/-/media/the-academy/issues-for-senior-women-pub-jan2020.pdf
**Autor:** Kim Templeton, MD; Kari M. Nilsen, PhD; Anne Walling, MB, ChB **Titel:** Issues Faced by Senior Women Physicians: A National Survey
**von:** University of Kansas School of Medicine **Erscheinungsdatum:** January 2020
**Webseite:** Johns Hopkins Medicine **Publisher:** Mary Ann Liebert, Inc.

**[s76]** - https://diabetesjournals.org/care/article-pdf/47/Supplement_1/S282/740351/dc24s015.pdf
**Autor:** American Diabetes Association Professional Practice Committee **Titel:** Management of Diabetes in Pregnancy: Standards of Care in Diabetes2024
**von:** American Diabetes Association **Erscheinungsdatum:** 2024
**Webseite:** diabetesjournals.org **Publisher:** American Diabetes Association

**[s77]** - https://journal.houstonmethodist.org/articles/10.14797/mdcvj.696
**Autor:** Lochan M. Shah, Alison Wand, Wendy Ying, Allison G. Hays, Roger S. Blumenthal, Lili A. Barouch, Sammy Zakaria, Garima Sharma **Titel:** Prevention Starts in the Womb: Opportunities for Addressing Cardiovascular Risk Factors During Pregnancy and Beyond
**von:** Houston Methodist **Erscheinungsdatum:** 2021-09-24
**Webseite:** Methodist DeBakey Cardiovascular Journal

**[s78]** - https://www.nature.com/articles/s41598-024-55783-2
**Autor:** Mengqi Wu, Yanbing Deng, Xinye Wang, Baomei He, Fangqiang Wei, Ying Zhang **Titel:** Development of risk prediction nomogram for neonatal sepsis in Group B Streptococcus-colonized mothers: a retrospective study
**von:** Nature Publishing Group **Erscheinungsdatum:** 2024-03-07
**Webseite:** Nature **Publisher:** Scientific Reports

**[s79]** - https://www.npeu.ox.ac.uk/assets/downloads/mbrrace-uk/reports/MBRRACE-UK%20Intrapartum%20Confidential%20Enquiry%20Report%202017%20-%20final%20version.pdf
**Autor:** Elizabeth S Draper, Jennifer J Kurinczuk, Sara Kenyon **Titel:** MBRRACE-UK 2017 Perinatal Confidential Enquiry: Term, singleton, intrapartum stillbirth and intrapartum-related neonatal death
**von:** MBRRACE-UK **Erscheinungsdatum:** November 2017
**Webseite:** NPEU **Publisher:** The Infant Mortality and Morbidity Studies, Department of Health Sciences, University of Leicester

**[s80]** - https://www.phila.gov/media/20241210091731/Philadelphia-SMM-Report-2024.pdf
**Autor:** Weinbrom S, Huynh M, Mehta A, Kallem S **Titel:** Severe Maternal Morbidity in Philadelphia, 2016-2022
**von:** Philadelphia Department of Public Health **Erscheinungsdatum:** 2024
**Webseite:** Philadelphia Government **Publisher:** Philadelphia Department of Public Health

**[s81]** - https://link.springer.com/article/10.1007/s11886-016-0725-x
**Autor:** J. L. Browne, K. Klipstein-Grobusch, A. Franx, D. E. Grobbee **Titel:** Prevention of Hypertensive Disorders of Pregnancy: a Novel Application of the Polypill Concept
**von:** Springer **Erscheinungsdatum:** 2016-05-21
**Webseite:** SpringerLink **Publisher:** Current Cardiology Reports

**[s82]** - https://www.nature.com/articles/boneres201730
**Autor:** Bruce W Hollis, Carol L Wagner **Titel:** New insights into the vitamin D requirements during pregnancy
**von:** Nature Publishing Group **Erscheinungsdatum:** 29 August 2017
**Webseite:** nature.com **Publisher:** Nature Publishing Group

**[s83]** - https://sc.edu/study/colleges_schools/public_health/about/news/2023/nsf_grant_mann.php
**Titel:** New study examines pros, cons of advanced maternal age **von:** University of South Carolina
**Webseite:** University of South Carolina

**[s84]** - https://www.ncbi.nlm.nih.gov/books/NBK576440/
**Autor:** Amy Owen; Karen Carlson; Paul B. Sparzak **Titel:** Age-Related Fertility Decline
**von:** StatPearls Publishing **Erscheinungsdatum:** 2024 Jan
**Webseite:** NCBI Bookshelf **Publisher:** StatPearls Publishing

**[s85]** - https://www.ontariomidwives.ca/sites/default/files/2017-10/In-due-time-pregnancy-beyond-40-English.pdf
**Autor:** Association of Ontario Midwives **Titel:** In Due Time… Pregnancy Beyond 40 and Induction of Labour
**Erscheinungsdatum:** 2015 **Webseite:** Ontario Midwives

**[s86]** - https://bmcpregnancychildbirth.biomedcentral.com/articles/10.1186/s12884-017-1540-0
**Autor:** Kohei Ogawa, Kevin Y. Urayama, Shinji Tanigaki, Haruhiko Sago, Shoji Sato, Shigeru Saito, Naho Morisaki **Titel:** Association between very advanced maternal age and adverse pregnancy outcomes: a cross sectional Japanese study
**von:** BMC Pregnancy and Childbirth **Erscheinungsdatum:** 10 October 2017
**Webseite:** BMC Pregnancy and Childbirth **Publisher:** BioMed Central

**[s87]** - https://womensmidlifehealthjournal.biomedcentral.com/articles/10.1186/s40695-017-0027-5
**Autor:** Versie Johnson-Mallard, Elizabeth A. Kostas-Polston, Nancy Fugate Woods, Katherine E. Simmonds, Ivy M. Alexander, Diana Taylor **Titel:** Unintended pregnancy: a framework for prevention and options for midlife women in the US
**von:** BMC Womens Midlife Health **Erscheinungsdatum:** 2017-09-15
**Webseite:** Womens Midlife Health Journal **Publisher:** BMC

**[s88]** - https://www.nature.com/articles/s41598-020-66774-4
**Autor:** Malin Lindell Pettersson, Elizabeth Nedstrand, Marie Bladh, Agneta Skoog Svanberg, Claudia Lampic, Gunilla Sydsj **Titel:** Mothers who have given birth at an advanced age - health status before and after childbirth
**von:** Nature Publishing Group **Erscheinungsdatum:** 2020-06-16
**Webseite:** Nature **Publisher:** Scientific Reports

**[s89]** - https://pubmed.ncbi.nlm.nih.gov/30016194/
**Autor:** Sushila Arya, Zuber D Mulla, Sanja Kupesic Plavsic **Titel:** Outcomes of Women Delivering at Very Advanced Maternal Age
**von:** Texas Tech University Health Sciences Center El Paso **Erscheinungsdatum:** 2018-11
**Webseite:** PubMed **Publisher:** J Womens Health (Larchmt)

**[s90]** - https://www.nature.com/articles/s41598-019-46153-4
**Autor:** Chumnan Kietpeerakool, Pisake Lumbiganon, Malinee Laopaiboon, Siwanon Rattanakanokchai, Joshua P Vogel, A Metin Glmezoglu **Titel:** Pregnancy outcomes of women with previous caesarean sections: Secondary analysis of World Health Organization Multicountry Survey on Maternal and Newborn Health
**von:** World Health Organization **Erscheinungsdatum:** 2019-07-05
**Webseite:** Nature **Publisher:** Scientific Reports

**[s91]** - https://bmcmedicine.biomedcentral.com/articles/10.1186/s12916-020-01890-6
**Autor:** Ci Song, Yan Xu, Yuqing Ding, Yanfang Zhang, Na Liu, Lin Li, Zhun Li, Jiangbo Du, Hua You, Hongxia Ma, Guangfu Jin, Xudong Wang, Hongbing Shen, Yuan Lin, Xiaoqing Jiang, Zhibin Hu **Titel:** The rates and medical necessity of cesarean delivery in China, 20122019: an inspiration from Jiangsu
**von:** BMC Medicine **Erscheinungsdatum:** 25 January 2021
**Webseite:** BMC Medicine **Publisher:** BioMed Central

**[s92]** - https://pubmed.ncbi.nlm.nih.gov/11641671/
**Autor:** J L Ecker, K T Chen, A P Cohen, L E Riley, E S Lieberman **Titel:** Increased risk of cesarean delivery with advancing maternal age: indications and associated factors in nulliparous women
**Erscheinungsdatum:** 2001-10 **Webseite:** PubMed
**Publisher:** American Journal of Obstetrics and Gynecology

**[s93]** - https://pmc.ncbi.nlm.nih.gov/articles/PMC4189107/
**Autor:** Julia Timofeev, Uma M Reddy, Chun-Chih Huang, Rita W Driggers, Helain J Landy, S Katherine Laughon **Titel:** Obstetric Complications, Neonatal Morbidity, and Indications for Cesarean Delivery by Maternal Age
**von:** MedStar Washington Hospital Center; Eunice Kennedy Shriver National Institute of Child Health and Human Development; MedStar Health Research Institute **Erscheinungsdatum:** 2014-10-08
**Webseite:** National Center for Biotechnology Information **Publisher:** The American College of Obstetricians and Gynecologists

**[s94]** - https://www.ncbi.nlm.nih.gov/pmc/articles/PMC7092517/
**Autor:** Kaname Uno, Michinori Mayama, Masato Yoshihara, Takehiko Takeda, Sho Tano, Teppei Suzuki, Yasuyuki Kishigami, Hidenori Oguchi **Titel:** Reasons for previous Cesarean deliveries impact a woman's independent decision of delivery mode and the success of trial of labor after Cesarean
**von:** TOYOTA Memorial Hospital **Erscheinungsdatum:** 2020-03-24
**Webseite:** NCBI **Publisher:** BMC Pregnancy and Childbirth

**[s95]** - https://bmcpregnancychildbirth.biomedcentral.com/articles/10.1186/s12884-016-1028-3
**Autor:** Lina Herstad, Kari Klungsoyr, Rolv Skjaerven, Tom Tanbo, Lisa Forsn, Thomas Abyholm, Siri Vangen **Titel:** Elective cesarean section or not? Maternal age and risk of adverse outcomes at term: a population-based registry study of low-risk primiparous women
**von:** BMC Pregnancy and Childbirth **Erscheinungsdatum:** 2016-08-17
**Webseite:** BMC Pregnancy and Childbirth **Publisher:** BioMed Central

**[s96]** - https://pediatrics.jmir.org/2024/1/e56807
**Autor:** Jessica Nathalie Rivera Rivera, Katarina E AuBuchon, Marjanna Smith, Claire Starling, Karen G Ganacias, Aimee Danielson, Loral Patchen, Janine A Rethy, H Joseph Blumenthal, Angela D Thomas, Hannah Arem **Titel:** Development and Refinement of a Chatbot for Birthing Individuals and Newborn Caregivers: Mixed Methods Study
**von:** MedStar Health Research Institute, Georgetown University **Erscheinungsdatum:** 2024-11-14
**Webseite:** JMIR Pediatrics and Parenting **Publisher:** Journal of Medical Internet Research

**[s97]** - https://www.whattoexpect.com/pregnancy/pregnancy-health/postpartum-recovery/
**Autor:** Heidi Murkoff **Titel:** Postpartum Recovery
**von:** What to Expect **Erscheinungsdatum:** April 12, 2023
**Webseite:** What to Expect

**[s98]** - https://www.nature.com/articles/s41598-020-63031-6
**Autor:** Jennifer Hamner, Maria Florian-Rodriguez, Jesus Acevedo, R. Ann Word **Titel:** Protease Inhibition Improves Healing of The Vaginal Wall after Obstetrical Injury: Results from a Preclinical Animal Model
**von:** University of Texas Southwestern Medical Center **Erscheinungsdatum:** 2020-04-14
**Webseite:** Nature **Publisher:** Scientific Reports

[s99] - https://www.macpac.gov/wp-content/uploads/2021/03/Chapter-2-Advancing-Maternal-and-Infant-Health-by-Extending-the-Postpartum-Coverage-Period.pdf
**Titel:** Chapter 2: Advancing Maternal and Infant Health by Extending the Postpartum Coverage Period **von:** MACPAC
**Erscheinungsdatum:** 2021-03-24 **Webseite:** macpac.gov

[s100] - https://med.emory.edu/departments/pediatrics/divisions/neonatology/documents/11-advanced-age-lactation.pdf
**Autor:** Elizabeth (Betsy) Collins, MD MPH **Titel:** Lactation and Advanced Birthing Age
**von:** Emory University **Erscheinungsdatum:** 4102024
**Webseite:** Emory University

[s101] - https://www.nature.com/articles/s41372-022-01475-6
**Autor:** Cristina Borrs-Novell, Ana Herranz Barbero, Carla Balcells Esponera, Miriam Lopez-Abad, Victoria Aldecoa Bilbao, Montserrat Izquierdo Renau, Isabel Iglesias Platas **Titel:** Influence of maternal and perinatal factors on macronutrient content of very preterm human milk during the first weeks after birth
**Erscheinungsdatum:** 2022-08-05 **Webseite:** Nature
**Publisher:** Journal of Perinatology

[s102] - https://www.ncbi.nlm.nih.gov/pmc/articles/PMC7297348/
**Autor:** Denise Vasconcelos de Jesus Ferrari, Jossimara Polettini, Lucas Lima de Moraes, Leticia Aguiar de Campos, Marcia Guimaraes da Silva, Erika Kushikawa Saeki, Glilciane Morceli **Titel:** Profile of pro-inflammatory cytokines in colostrum of nursing mothers at the extremes of reproductive age
**von:** Universidade do Oeste PaulistaUNOESTE, Universidade Federal da Fronteira SulUFFS, Faculdade de Medicina de Botucatu, Universidade Estadual PaulistaUNESP, Instituto Adolfo Lutz, Universidade do Estado de Minas GeraisUEMG **Erscheinungsdatum:** 2020-06-16
**Webseite:** NCBI **Publisher:** PLoS One

[s103] - https://www.ncbi.nlm.nih.gov/pmc/articles/PMC9384965/
**Autor:** Hyungmin Cha, Robert Crosnoe **Titel:** The Health of Mothers of Adult Children with Serious Conditions
**Erscheinungsdatum:** 2022 Jan 28 **Webseite:** NCBI
**Publisher:** J Marriage Fam

[s104] - https://www.ncbi.nlm.nih.gov/pmc/articles/PMC3595999/
**Autor:** Leann E Smith, Jan S Greenberg, Marsha Mailick Seltzer **Titel:** Social Support and Well-being at Mid-Life Among Mothers of Adolescents and Adults with Autism Spectrum Disorders
**von:** Waisman Center, University of Wisconsin-Madison **Erscheinungsdatum:** 2012 Sep
**Webseite:** NCBI **Publisher:** Springer Science+Business Media, LLC

[s105] - https://pmc.ncbi.nlm.nih.gov/articles/PMC3593059/
**Autor:** Subharati Ghosh, Jan S Greenberg, Marsha Mailick Seltzer **Titel:** Adaptation to a Spouse's Disability by Parents of Adult Children With Mental Illness or Developmental Disability
**von:** Brandeis University, University of WisconsinMadison **Erscheinungsdatum:** 2012-11-01
**Webseite:** National Center for Biotechnology Information **Publisher:** Psychiatr Serv

[s106] - https://www.midus.wisc.edu/findings/pdfs/2022.pdf
**Autor:** Kristin J. Homan, Jan S. Greenberg, Marsha R. Mailick **Titel:** Generativity and Well-Being of Midlife and Aging Parents With Children With Developmental or Mental Health Problems
**Erscheinungsdatum:** 2020 **Webseite:** Midlife in the United States
**Publisher:** Research on Aging

[s107] - https://link.springer.com/article/10.1007/s12529-021-10007-z
**Autor:** Alexandra D. Crosswell, Sara Sagui-Henson, Aric A. Prather, Michael Coccia, Michael R. Irwin, Elissa S. Epel **Titel:** Psychological Resources and Biomarkers of Health in the Context of Chronic Parenting Stress
**Erscheinungsdatum:** 06 August 2021 **Webseite:** SpringerLink
**Publisher:** International Journal of Behavioral Medicine

[s108] - https://www.betterhealth.vic.gov.au/health/conditionsandtreatments/anxiety-and-depression-in-men
**Titel:** Anxiety and depression in men **von:** Better Health Channel
**Erscheinungsdatum:** 2001-02-20 **Webseite:** Better Health Channel

[s109] - https://www.psypost.org/new-psychology-research-links-parental-well-being-to-feeling-valued/
**Autor:** Allen W. Barton **Titel:** New psychology research links parental well-being to feeling valued
**von:** PsyPost **Erscheinungsdatum:** 2024-08-27
**Webseite:** PsyPost

[s110] - https://www.cureus.com/articles/298092-parental-stress-and-psychological-distress-and-their-association-with-spousal-support-among-parents-of-school-age-children-during-the-covid-19-pandemic-in-south-india-a-cross-sectional-observational-study.pdf
**Autor:** Sthuthi Shireen, Arya Jith, Priya E. Thomas, Sharon P. Methala, Kathleen A. Mathew **Titel:** Parental Stress and Psychological Distress and Their Association With Spousal Support Among Parents of School-Age Children During the COVID-19 Pandemic in South India: A Cross-Sectional Observational Study
**von:** Amrita Institute of Medical Sciences, Sree Uthradom Thirunal Academy of Medical Sciences, Kasturba Medical College **Erscheinungsdatum:** 2024-09-28
**Webseite:** Cureus **Publisher:** Cureus

[s111] - https://www.ncbi.nlm.nih.gov/pmc/articles/PMC3595999/
**Autor:** Leann E Smith, Jan S Greenberg, Marsha Mailick Seltzer **Titel:** Social Support and Well-being at Mid-Life Among Mothers of Adolescents and Adults with Autism Spectrum Disorders
**von:** Waisman Center, University of Wisconsin-Madison **Erscheinungsdatum:** 2012 Sep
**Webseite:** NCBI **Publisher:** Springer Science+Business Media, LLC

[s112] - https://link.springer.com/article/10.1007/s10826-022-02443-6
**Autor:** Annie Foucreault, Julie Mnard, Nathalie Houlfort, Sarah-Genevive Trpanier, Genevive L. Lavigne **Titel:** How Work-Family Guilt, Involvement with Children and Spouse's Support Influence Parents' Life Satisfaction in a Context of Work-Family Conflict
**Erscheinungsdatum:** 26 September 2022 **Webseite:** SpringerLink
**Publisher:** Springer

**[s113]** - https://pmc.ncbi.nlm.nih.gov/articles/PMC3593059/
**Autor:** Subharati Ghosh, Jan S Greenberg, Marsha Mailick Seltzer
**Titel:** Adaptation to a Spouse's Disability by Parents of Adult Children With Mental Illness or Developmental Disability
**von:** Brandeis University, University of WisconsinMadison
**Erscheinungsdatum:** 2012 Nov 1
**Webseite:** National Center for Biotechnology Information
**Publisher:** Psychiatr Serv

**[s114]** - https://link.springer.com/article/10.1007/s10803-024-06471-7
**Autor:** I., II., III., IV., V., VI., VII.
**Titel:** Predictors of Change in Wellbeing and Mental Health of Parents of Autistic Pre-Schoolers
**Erscheinungsdatum:** 26 July 2024
**Webseite:** Springer
**Publisher:** Journal of Autism and Developmental Disorders

**[s115]** - https://www.midus.wisc.edu/findings/pdfs/2335.pdf
**Autor:** Katelyn F. Romm, Aaron Metzger, Nicholas A. Turiano
**Titel:** Parental Emotional Support and Health Problems: The Role of Social Support and Social Strain
**von:** Springer Science+Business Media, LLC
**Erscheinungsdatum:** 5 May 2021
**Webseite:** Midlife Development in the United States (MIDUS)
**Publisher:** Springer Nature

**[s116]** - https://medlineplus.gov/ency/article/007465.htm
**Titel:** Health screenings for men ages 40 to 64
**von:** National Library of Medicine
**Webseite:** MedlinePlus

**[s117]** - https://www2.gov.bc.ca/gov/content/health/practitioner-professional-resources/bc-guidelines/cardiovascular-disease
**Titel:** Cardiovascular Disease - Primary Prevention
**von:** Government of British Columbia
**Erscheinungsdatum:** September 13, 2023
**Webseite:** Government of British Columbia

**[s118]** - https://www.wellsense.org/hubfs/Provider/Clinical%20Care%20Guidelines/MHQP%20Adult%20Preventative%20Care%20Guidelines%20202 2%20Feb%208.pdf
**Titel:** Adult Preventive Care Guidelines
**von:** MHQP
**Erscheinungsdatum:** 2022
**Webseite:** wellsense.org

**[s119]** - https://pmc.ncbi.nlm.nih.gov/articles/PMC9987220/
**Autor:** Wei Li, Pariya L Fazeli, Ge Wang, Muhammad Maqbool, Victor A Del Bene, Kristen Triebel, Karli M Martin, David Vance
**Titel:** Predictors of an Active Lifestyle in Middle-Aged and Older Adults with HIV in the United States Deep South
**von:** University of Alabama at Birmingham
**Erscheinungsdatum:** 2023-03-02
**Webseite:** PMC
**Publisher:** Dove Medical Press Limited

**[s120]** - https://www.healthcare.gov/preventive-care-adults/
**Titel:** Preventive care benefits for adults
**von:** U.S. Department of Health Human Services
**Webseite:** HealthCare.gov

**[s121]** - https://www.nj.gov/health/healthcarequality/documents/C2861--Prevention%20Quality%20Indicators%20Report%202022-for%20Web.pdf
**Autor:** Markos Ezra, PhD, Research Scientist; Yong Sung Lee, PhD, Research Scientist
**Titel:** Prevention Quality Indicators Report 2022
**von:** New Jersey Department of Health
**Erscheinungsdatum:** May 2022
**Webseite:** New Jersey Department of Health

**[s122]** - https://www.bbcgoodfood.com/health/nutrition/eat-your-age
**Autor:** Jo Williams Registered nutritionist
**Titel:** What to eat for your age
**von:** BBC Good Food
**Erscheinungsdatum:** 2023-09-20
**Webseite:** BBC Good Food
**Publisher:** Good Food

**[s123]** - https://womensmidlifehealthjournal.biomedcentral.com/articles/10.1186/s40695-021-00064-5
**Autor:** Pei-Lin Yang, Margaret M. Heitkemper, Kendra J. Kamp
**Titel:** Irritable bowel syndrome in midlife women: a narrative review
**Erscheinungsdatum:** 31 May 2021
**Webseite:** Womens Midlife Health
**Publisher:** BMC

**[s124]** - https://www.health.com/condition/menstruation/pms-changes-20s-30s-40s
**Autor:** Elizabeth Pratt
**Titel:** When Does PMS Start?
**von:** Health
**Erscheinungsdatum:** May 12, 2024
**Webseite:** Health.com
**Publisher:** Dotdash Meredith

**[s125]** - https://medbroadcast.com/healthfeature/gethealthfeature/your-40s-a-health-guide-for-women
**Titel:** Your 40s: A Health Guide for Women
**von:** MediResource Inc.
**Webseite:** medbroadcast.com

**[s126]** - https://momsfirst.us/wp-content/uploads/2024/01/Moms-in-the-Workplace-Survey-2023-Final-Report.pdf
**Titel:** Moms in the Workplace Survey 2023 Final Report
**von:** Moms First
**Erscheinungsdatum:** August 16, 2023
**Webseite:** momsfirst.us

**[s127]** - https://www.inhersight.com/blog/working-mom/company-support-working-moms-2024
**Autor:** InHerSight Partner
**Titel:** 40+ Moms Answer: How Does Your Company Support You as a Working Parent?
**von:** InHerSight
**Erscheinungsdatum:** May 10, 2024
**Webseite:** InHerSight

**[s128]** - https://www.financialsamurai.com/career-family-give-5-years-life/
**Autor:** Financial Samurai
**Titel:** Career Or Family? You Only Need To Sacrifice For 5 Years At Most
**Erscheinungsdatum:** 09022024
**Webseite:** Financial Samurai

**[s129]** - https://www.ncbi.nlm.nih.gov/pmc/articles/PMC10153588/
**Autor:** Natalie D Pope, Paula K Baldwin, Allison Gibson, Kirsten Smith
**Titel:** Becoming a Caregiver: Experiences of Young Adults Moving into Family Caregiving Roles
**von:** University of Kentucky, Western Oregon University, National Institute on Drug Abuse Intramural Research Program
**Erscheinungsdatum:** 2022 Jan 28
**Webseite:** NCBI
**Publisher:** J Adult Dev

**[s130]** - https://aging.ca.gov/Programs_and_Services/Family_Caregiver_Services/
**Titel:** Family Caregiver Services
**von:** California Department of Aging
**Webseite:** California Department of Aging

**[s131]** - https://aging.ny.gov/national-family-caregiver-support-program
**Titel:** National Family Caregiver Support Program
**von:** New York State Office for the Aging (NYSOFA)
**Webseite:** New York State Office for the Aging

**[s132]** - https://aging.ny.gov/respite
**Titel:** Respite
**von:** New York State Office for the Aging
**Webseite:** New York State Office for the Aging

**[s133]** - https://www.usa.gov/disability-caregiver
**Titel:** Get Paid as a Caregiver
**von:** U.S. General Services Administration
**Erscheinungsdatum:** December 2, 2024
**Webseite:** USA.gov

[s134] - https://www.nj.gov/humanservices/news/pressreleases/2022/approved/20201130b.html
**Autor:** Sarah Adelman
**Titel:** NJ Human Services Recognizes Family Care givers During National Family Caregiving Month
**von:** New Jersey Department of Human Services
**Erscheinungsdatum:** November 30, 2022
**Webseite:** NJ.gov
**Publisher:** New Jersey Department of Human Services

[s135] - https://pmc.ncbi.nlm.nih.gov/articles/PMC11008045/
**Autor:** Zila zlem Kirbas, Elif Odabasi Aktas, Hava zkan
**Titel:** Validity and reliability of the Turkish version of the transition of primiparas becoming mothers scale
**von:** Bayburt University, Atatrk University
**Erscheinungsdatum:** 2024 Apr 11
**Webseite:** PMC
**Publisher:** BMC Pregnancy Childbirth

[s136] - https://pmc.ncbi.nlm.nih.gov/articles/PMC9778644/
**Autor:** Aleksandra Blachnio, Karolina Kurys-Szyncel
**Titel:** I Am a Mother Because I Wanted toI Am a Grandmother Because Others See Me That W ayMotherhood as a Critical Life Event for Ageing Women
**von:** MDPI
**Erscheinungsdatum:** 2022-12-07
**Webseite:** PMC
**Publisher:** MDPI, Basel, Switzerland

[s137] - https://synapse.koreamed.org/articles/1516078103
**Autor:** Woon Young Hwang, Sun Yeob Choi, Hae Jeong An
**Titel:** Concept analysis of transition to motherhood: a methodological study
**von:** Ewha Womans University
**Erscheinungsdatum:** 23 March 2022
**Webseite:** Synapse
**Publisher:** Korean Society of Women Health Nursing

[s138] - https://self-compassion.org/wp-content/uploads/2021/11/Kullman-et-al.-2021-Adjusting-Identities-When-Times-Change-The-Role-o.pdf
**Autor:** Sasha M. Kullman, Brittany N. Semenchuk, Benjamin J.I. Schellenberg, Laura Ceccarelli, Sha elyn M. Strachan
**Titel:** Adjusting Identities When Times Change: The Role of Self-Compassion
**Erscheinungsdatum:** 2021
**Webseite:** self-compassion.org
**Publisher:** Human Kinetics, Inc.

[s139] - https://www.cdc.gov/violenceprevention/pdf/aces-prevention-resource_508.pdf
**Autor:** Debra E. Houry, MD, MPH; James A. Mercy, PhD
**Titel:** Adverse Childhood Experiences Prevention Resource for Action: A Compilation of the Best Available Evidence
**von:** Centers for Disease Control and Prevention
**Erscheinungsdatum:** 2019
**Webseite:** CDC
**Publisher:** National Center for Injury Prevention and Control, Centers for Disease Control and Prevent ion

[s140] - https://summit.strategicparenting.com/ev/
**Autor:** Dr. Cindy Hovington, Dr. Christopher Willard, Aly Pain, Dr. Rick Hanson, Dr. Shefali, Dr. Laura Markham, Jennifer Kolari, Fareedah Shaheed, Tia Slightham
**Titel:** Empowered Parents Summit 2024
**von:** Strategic Parenting
**Erscheinungsdatum:** December 23, 2024
**Webseite:** Strategic Parenting

[s141] - https://womensmidlifehealthjournal.biomedcentral.com/articles/10.1186/s40695-018-0039-9
**Autor:** Annette Joan Thomas, Ellen Sullivan Mitchell, Nancy Fugate Woods
**Titel:** The challenges of midlife women: themes from the Seattle midlife Women's health study
**Erscheinungsdatum:** 15 June 2018
**Webseite:** Womens Midlife Health
**Publisher:** BMC

[s142] - https://www.gu.org/app/uploads/2023/11/GU_2023-Grandfamilies-FullReport-FINAL.pdf
**Titel:** Building Resilience: Supporting Grandfamilies' Mental Health Wellness
**von:** Generations United
**Erscheinungsdatum:** November 2023
**Webseite:** Generations United

[s143] - https://www.ncbi.nlm.nih.gov/pmc/articles/PMC10153588/
**Autor:** Natalie D Pope, Paula K Baldwin, Allison Gibson, Kirsten Smith
**Titel:** Becoming a Caregiver: Experiences of Young Adults Moving into Family Caregiving Roles
**von:** University of Kentucky, Western Oregon University, National Institute on Drug Abuse Intramural Research Program
**Erscheinungsdatum:** 2022 Jan 28
**Webseite:** NCBI
**Publisher:** J Adult Dev

# Bild-Quellen

## Informationen zu allen folgenden Bildern

Keines der Bilder wurden verändert, nur die Auflösung wurde angepasst.
Alle Bilder haben weiterhin die ursprängliche Lizenz.
Trotz sorgfältiger Prüfung kann die Richtigkeit und die Zuordnung der Bilder nicht garantiert werden.
Alle verwendeten Bilder wurden gemäß ihrer jeweiligen Lizenzbestimmungen verwendet.
Bei der eBook Version wurden die Bilder zu nummerierten Collagen zusammengestellt.
Alle Bilder wurden final abgerufen und geprüft am 2025-01-01.

## Verwendete Lizenzen

| | |
|---|---|
| CC0 | http://creativecommons.org/publicdomain/zero/1.0/deed.en |
| CC BY 4.0 | https://creativecommons.org/licenses/by/4.0 |
| CC BY 2.0 | https://creativecommons.org/licenses/by/2.0 |

## Bildnachweise

**[i1]** - 001_001_001_image_leydigzellen.jpeg
https://upload.wikimedia.org/wikipedia/commons/6/68/Histopathology_of_leydig_cell_tumor_of_the_ovary%2C_high_mag.jpg
**Date:** 2021-05-11 **von:** Mikael Hggstrm
**License:** CC0 (http:creativecommons.orgpublicdomainzero1.0deed.en)

---

**[i2]** - 001_002_001_image_inositol.jpeg
https://upload.wikimedia.org/wikipedia/commons/1/15/Myo-inositol-from-xtal-side-3D-bs-17.png
**Date:** 2023-03-18 **von:** Benjah-bmm27
**Künstler:** Ben Mills **License:** Public domain

---

**[i3]** - 001_003_001_image_invitrofertilisation.jpeg
https://upload.wikimedia.org/wikipedia/commons/1/1a/IVF_laboratory.jpg
**Date:** 2015-11-17 **von:** Zina Kel
**Künstler:** Galina Fomina **License:** CC BY 4.0 (https:creativecommons.orglicensesby4.0)

---

**[i4]** - 002_001_001_image_makuladegeneration.jpeg
https://upload.wikimedia.org/wikipedia/commons/2/29/Eye_disease_simulation%2C_age-related_macular_degeneration.jpg
**Date:** 2012-01-26 **von:** Quibik
**Künstler:** National Eye Institute, National Institutes of Health **License:** Public domain

---

**[i5]** - 002_002_002_image_burnout.jpeg
https://upload.wikimedia.org/wikipedia/commons/5/5a/Occupational_Burnout_Illustration.jpg
**Date:** 2021-09-02 **von:** Richardadamim
**Künstler:** CIPHR Connect **License:** CC BY 2.0 (https:creativecommons.orglicensesby2.0)

---

**[i6]** - 002_002_002_image_homeoffice.jpeg
https://upload.wikimedia.org/wikipedia/commons/c/ce/Workspace_Setup.jpg
**Date:** 2024-06-09 **von:** FreshDev
**License:** CC0 (http:creativecommons.orgpublicdomainzero1.0deed.en)

---

**[i7]** - 003_001_001_image_akupunktur.jpeg
https://upload.wikimedia.org/wikipedia/commons/0/0d/Acupuncture1-1.jpg
**Date:** 2 March 2007 **von:** 120
**Künstler:** Kyle Hunter **License:** Public domain

---

**[i8]** - 004_001_001_image_zahnreinigung.jpeg
https://upload.wikimedia.org/wikipedia/commons/4/4e/Dental_cleaning%2C_Guantanamo_-b.jpg
**Date:** 2010-12-30 **von:** Geo Swan
**Künstler:** Joint Task Force Guantanamo **License:** Public domain

---

**[i9]** - 004_001_001_image_aspirin.jpeg
https://upload.wikimedia.org/wikipedia/commons/3/3a/Aspirin-B-3D-balls.png
**Date:** 2008-05-15 **von:** Benjah-bmm27
**Künstler:** Ben Mills **License:** Public domain

---

**[i10]** - 004_001_002_image_calcium.jpeg
https://upload.wikimedia.org/wikipedia/commons/d/db/Naturalis_Biodiversity_Center_-_Gypsum_-_mineral.jpg
**Date:** 2014-08-06 **von:** Hansmuller
**Künstler:** Naturalis Biodiversity Center **License:** CC0 (http:creativecommons.orgpublicdomainzero1.0deed.en)

[i11] - 004_002_002_image_assistive_technologien.jpeg
https://upload.wikimedia.org/wikipedia/commons/7/72/08.11_%E7%B8%BD%E7%B5%B1%E8%A8%AA%E8%A6%96%E3%80%8C%E7%94%B0%E5%9C%92%E8%80%81%E4%BA%BA%E9%A4%8A%E8%AD%B7%E4%B8%AD%E5%BF%83%E3%80%8D_%2830107671138%29.jpg

| | | | |
|---|---|---|---|
| **Date:** | 2018-08-11 | **von:** | KOKUYO |
| **Künstler:** | Zǒngtǒngfǔ | **License:** | CC BY 2.0 (https:creativecommons.orglicensesby2.0) |

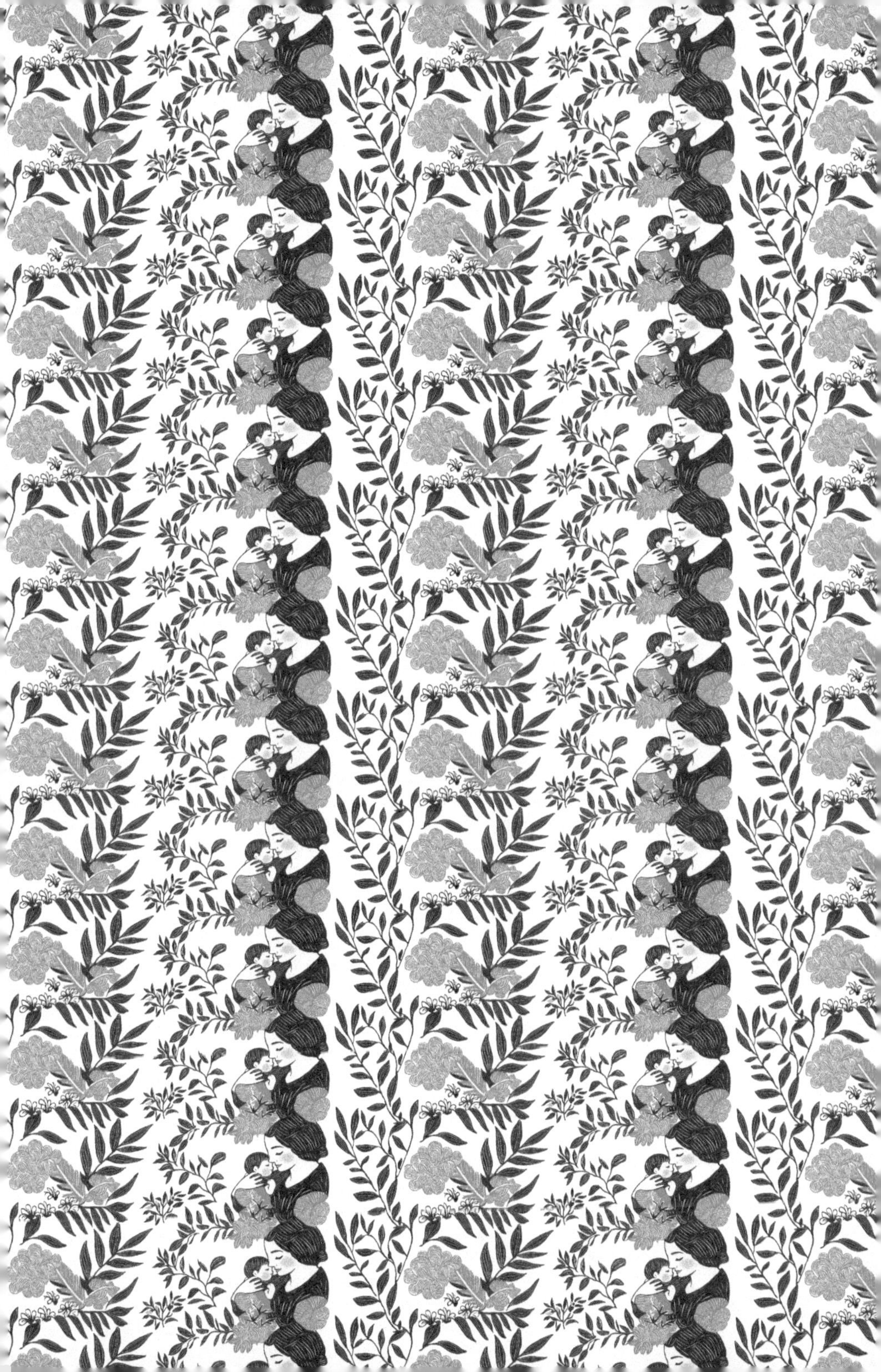

FSC
www.fsc.org
MIX
Papier | Fördert
gute Waldnutzung
FSC® C083411

Kolibri 360 GmbH
Ferdinand-Jühlke-Straße 7
99095 Erfurt, Deutschland
produktsicherheit@kolibri360.de